中国国际减贫中心
IPRCC International Poverty Reduction Center in China

中国减贫与发展经验国际分享系列
The Sharing Series on China's Poverty Reduction
and Development Experience

U0644458

中国健康扶贫
政策与实践

China's Policies and Practices:
Poverty Alleviation through Improving Health Care

中国国际减贫中心◎编著
Edited by International Poverty Reduction Center in China

中国农业出版社
北 京

中国减贫与发展经验国际分享系列
编 委 会

《中国健康扶贫政策与实践》
编 写 组

组 长：李海央　刘俊文

成 员：陈　乾　肖远飞　彭定洪　许云红　王修昌

　　　　徐丽萍　贺胜年　刘欢欢　姚　远　许雨辰

　　　　周文君　杨　敏　朱明月　韩旭韩　连文婷

　　　　秦　艳　杨　吉　朱德璋

◎ 总 序

　　消除贫困是人类梦寐以求的理想，人类发展史就是与贫困不懈斗争的历史。中国是拥有 14 亿人口、世界上最大的发展中国家，基础差、底子薄，发展不平衡，长期饱受贫困问题困扰。消除贫困、改善民生、实现共同富裕，是社会主义的本质要求，是中国共产党的重要使命。为兑现这一庄严政治承诺，100 多年来，中国共产党团结带领中国人民，以坚定不移、顽强不屈的信念和意志与贫困进行了长期艰苦卓绝的斗争。改革开放以来，中国实施了大规模、有计划、有组织的扶贫开发，着力解放和发展社会生产力，着力保障和改善民生，取得了前所未有的伟大成就。2012 年党的十八大以来，以习近平同志为核心的党中央把脱贫攻坚摆在治国理政的突出位置，习近平总书记亲自谋划、亲自挂帅、亲自督战，推动实施精准扶贫精准脱贫基本方略，动员全党全国全社会力量，打赢了人类历史上规模空前、力度最大、惠及人口最多的脱贫攻坚战。

　　脱贫攻坚战的全面胜利，离不开有为政府和有效市场的有机结合。八年间，以习近平同志为核心的党中央加强对脱贫攻坚的集中统一领导，发挥中国特色社会主义制度能够集中力量办大事的政治优势，把减贫摆在治国理政的突出位置，为脱贫攻坚提供了坚强政治和组织保证。广泛动员市场、社会力量积极参与，实施"万企帮万村"等行动，鼓励民营企业和社会组织、公民个人参与脱贫攻坚，促进资金、人才、技术等要素向贫困地区集聚。截至 2020 年底，现行标准下 9 899 万农村贫困人口全部脱贫，832 个贫困县全部摘帽，12.8万个贫困村全部出列，区域性整体贫困得到解决，完成了消除绝对贫困的艰巨任务。建成了世界上规模最大的教育体系、社会保障体系、医疗卫生体系，实现了快速发展与大规模减贫同步、经济转型与消除绝对贫困同步。

一直以来，中国始终是世界减贫事业的积极倡导者、有力推动者和重要贡献者。按照世界银行国际贫困标准，改革开放以来，我国减贫人口占同期全球减贫人口70%以上，占同期东亚和太平洋地区减贫人口的80%。占世界人口近五分之一的中国全面消除绝对贫困，提前10年实现《联合国2030年可持续发展议程》减贫目标，不仅是中华民族发展史上具有里程碑意义的大事件，也是人类减贫史乃至人类发展史上的大事件，为全球减贫事业发展和人类发展进步作出了重大贡献。

中国立足自身国情，把握减贫规律，走出了一条中国特色减贫道路，形成了中国特色反贫困理论，创造了减贫治理的中国样本。坚持以人民为中心的发展思想，坚定不移走共同富裕道路，是扶贫减贫的根本动力。坚持把减贫摆在治国理政突出位置，从党的领袖到广大党员干部，目标一致、上下同心，加强顶层设计和战略规划，广泛动员各方力量积极参与，完善脱贫攻坚制度体系，保持政策连续性稳定性。坚持用发展的办法消除贫困，发展是解决包括贫困问题在内的中国所有问题的关键，是创造幸福生活最稳定的途径。坚持立足实际推进减贫进程，因时因势因地制宜，不断调整创新减贫的策略方略和政策工具，提高贫困治理效能，精准扶贫方略是打赢脱贫攻坚战的制胜法宝，开发式扶贫方针是中国特色减贫道路的鲜明特征。坚持发挥贫困群众主体作用，调动广大贫困群众积极性、主动性、创造性，激发脱贫内生动力，使贫困群众不仅成为减贫的受益者，也成为发展的贡献者。

脱贫攻坚战取得全面胜利后，中国政府设立了5年过渡期，着力巩固拓展脱贫攻坚成果，全面推进乡村振兴。按照党的二十大部署，在以中国式现代化全面推进中华民族伟大复兴的新征程上，中国正全面推进乡村振兴，建设宜居宜业和美乡村，向着实现人的全面发展和全体人民共同富裕的更高目标不断迈进。中国巩固拓展脱贫攻坚成果和乡村振兴的探索和实践，将继续为人类减贫和乡村发展提供新的中国经验和智慧，为推动构建没有贫困的人类命运共同体贡献中国力量。

面对国际形势新动向新特征，习近平总书记提出"一带一路"倡议、全球发展倡议等全球共同行动，将减贫作为重点合作领域，致力于推动构建没有贫困、共同发展的人类命运共同体。加强国际减贫与乡村发展经验分享，助力全球减贫与发展进程，业已成为全球广泛共识。为此，自 2019 年起，中国国际减贫中心与比尔及梅琳达·盖茨基金会联合实施国际合作项目，始终坚持站在未来的角度、政策的高度精心谋划项目选题，引领国内外减贫与乡村发展前沿热点和研究走向。始终坚持将中国减贫与乡村发展经验与国际接轨，通过国际话语体系阐释中国减贫与乡村振兴道路，推动中国减贫与乡村发展经验的国际化传播。至今已实施了 30 余个研究项目，形成了一批形式多样、影响广泛的研究成果，部分成果已在相关国际交流活动中发布。

为落实全球发展倡议，进一步促进全球减贫与乡村发展交流合作，中国国际减贫中心精心梳理研究成果，推出四个系列丛书，包括"全球减贫与发展经验分享系列""中国减贫与发展经验国际分享系列""国际乡村发展经验分享系列"和"中国乡村振兴经验分享系列"。

"全球减贫与发展经验分享系列" 旨在跟踪全球减贫进展，分析全球减贫与发展趋势，总结分享各国减贫经验，为推动《联合国 2030 年可持续发展议程》、参与全球贫困治理提供知识产品。该系列主要包括"国际减贫年度报告""国际减贫理论与前沿问题"等全球性减贫知识产品，以及覆盖非洲、东盟、南亚、拉丁美洲及加勒比地区等区域性减贫知识产品。

"中国减贫与发展经验国际分享系列"旨在讲好中国减贫故事，向国际社会分享中国减贫经验，为广大发展中国家实现减贫与发展提供切实可行的经验。该系列聚焦中国精准扶贫、脱贫攻坚和巩固拓展脱贫攻坚成果的经验做法，基于国际视角梳理形成中国减贫经验分享的知识产品。

"国际乡村发展经验分享系列"聚焦国际乡村发展历程、政策和实践，比较中外乡村发展经验和做法，为全球乡村发展事业提供交流互鉴的知识产品。该系列主要包括"国际乡村振兴年度报告""乡村治理国际经验比较分析报告""县域城乡融合发展与乡村振兴"等研究成果。

"中国乡村振兴经验分享系列"聚焦讲好中国乡村振兴故事，及时总结乡村振兴经验、做法和典型案例，为国内外政策制定者和研究者提供参考。该系列主要围绕乡村发展、乡村规划、共同富裕等议题，梳理总结有关政策、经验和实践，基于国际视角开发编写典型案例等。

最后，感谢所有为系列图书顺利付梓付出辛勤汗水的相关项目组、出版社和编辑人员，以及关心和支持中国国际减贫中心的政府机构、高校和科研院所、社会组织和各界朋友。系列书籍得到了比尔及梅琳达·盖茨基金会的慷慨资助以及盖茨基金会北京代表处的悉心指导和帮助，在此表示衷心感谢！

全球减贫与乡村发展是动态而不断变化的，书中难免有挂一漏万之处，敬请读者指正！

刘俊文

中国国际减贫中心　主任

2024 年 1 月

◎ 前 言

健康扶贫政策是中国政府为了解决贫困地区农村人口因病致贫、因病返贫问题，推进健康中国建设，确保农村贫困人口享有基本医疗卫生服务而实施的一项重要工程举措，也是中国精准扶贫目标实现的关键之举，对于决胜全面建成小康社会具有重要意义。

党的十八大以来，以习近平同志为核心的党中央把健康扶贫作为打赢脱贫攻坚战的关键战役，要求深入实施健康扶贫工程，通过加强农村医疗卫生服务体系建设、提升医疗服务能力、实施大病救治、完善医疗保障制度等措施，努力让农村贫困人口有地方看病、有医生看病、有制度保障看病，并减少因病致贫、因病返贫的现象。健康扶贫政策推动了健康扶贫目标精准化、工程精细化、机制长效化，增强了医疗保障制度的公平性，提升了健康治理的效率，建立了良好的多元主体互动关系网络大格局，因病致贫、因病返贫治理取得了显著成效。

本书结构安排如下：第一章概述中国健康扶贫政策；第二章聚焦"提高医疗可及性，解决'看不上病'的问题"，介绍相关政策和实践；第三章聚焦"提高医疗可负担性，解决'看不起病'的问题"，介绍相关政策和实践；第四章聚焦"深化医疗质量提升，解决'看不好病'的问题"，介绍相关政策和实践；第五章聚焦"实施全面健康管理，实现'少生病'的目标"，介绍相关政策和实践；第六章聚焦"巩固拓展健康扶贫成果同乡村振兴有效衔接，实现'稳成果'的目标"，介绍相关政策和实践；第七章阐释中国健康扶贫政策的经验及启示。

◎ 目 录

◎ 第一章　中国健康扶贫政策概述

一、健康扶贫政策的发展历程

作为中国扶贫工作的重要组成部分，健康扶贫的政策和实践并非一日之功、一蹴而就，而是根据国家减贫战略转变适时调整、不断创新完善的结果。总体来看，中国健康扶贫政策发展可以分为以下四个阶段。

（一）健康扶贫的萌芽探索阶段（1949—2000 年）

1949—1977 年是中国救济式扶贫阶段，方式是政府通过民政救济系统为贫困人口提供暂时性和补偿性援助，通过"输血式"的生活救济方式为贫困群体提供最低生活保障。由于当时贫困人口数目庞大，国家财力有限，该小规模救济式扶贫战略旨在满足贫困人口的基本生存需要，未涉及健康扶贫这一内容。

1978 年，中国开始实行改革开放，逐步从高度集中的计划经济体制转变为充满活力的社会主义市场经济体制，扶贫政策的重心从救济式扶贫转向了开发式扶贫，即通过促进经济增长和发展，实现贫困地区和贫困人口的脱贫。在这一阶段，中国政府开始关注特困群众面临的医疗卫生资源短缺问题，通过统筹调配医药卫生资源和定向培养医疗技术人才等政策措施，积极支持贫困地区的卫生事业发展，健康扶贫的探索实施成为扶贫救济工作的重要组成部分。1982 年 12 月，由国家经济委员会、民政部、财政部等部门联合发布的《关于认真做好扶助农村贫困户工作的通知》中，明确提到"地方卫生部门积极帮助贫困户防病治病，并减免一定的费用"，由此开始关注医药卫生救济在扶贫工作中的作用。1984 年 9 月，中国共产党中央委员会（以下简称中共中央）、中央人民政府（以下简称国务院）发布《关于帮助贫困地区尽快改变面貌的通知》，拉开了全国性脱贫攻坚工作的序幕，并提出"山区的科技、卫生工作也应有切实的规划"，为健康扶贫政策的产生奠定了思想基础，标志着中国农村贫困地区医疗卫生事业帮扶工作的正式启动。1986 年，中国政府开始大规模、系统性的扶贫工作，并推动以解决温饱问题为目标的扶贫工作进入攻坚阶段。1994 年 4 月，国务院印发的《国家八七扶贫攻坚计划（1994—2000年）》中提出要改变贫困地区教育文化卫生落后状况，并细化了健康扶贫内容，明确了改善医疗卫生条件、防治和减少地方病、预防残疾等目标。1996 年 10 月，中共中央　国务院发布的《关于尽快解决农村贫困人口温饱问题的决定》中提出发展合作医疗、建立农村基本医疗保障制度的健康扶贫思路，标志着中国开始探索通过医保制度解决贫困问题的道路。

（二）健康扶贫的形成发展阶段（2001—2012 年）

2001 年以后，中国的健康扶贫政策目标逐渐明确，开始关注未解决温饱问题的特困人口和部分残疾人，将改善贫困地区医疗卫生条件作为扶贫的重要目标。在这一时期，健康扶贫政策开始从宏观层面逐步细化到具体的实施措施，更加注重政策的可操作性和实效性。

2001 年 6 月，国务院颁布《中国农村扶贫开发纲要（2001—2010年）》，提出进一步改善贫困地区的基本生产生活条件，加强贫困乡村的公共服务设施建设等目标，标志着健康扶贫政策开始系统化发展。2002 年10 月，中共中央　国务院《关于进一步加强农村卫生工作的决定》提出，要把卫生扶贫纳入扶贫计划，加大农村卫生投入力度，建立新型农村合作医疗制度[①]和医疗救助制度，标志着中国开始将医疗保障纳入农村扶贫开发事业中。2003 年 11 月，民政部等部门发布《关于实施农村医疗救助的意见》，明确农村医疗救助帮扶对象，即最困难的贫困农民和最急需医疗救助的人群，并强调中央财政转移支付对贫困地区医疗救助的必要支持。2009 年，中共中央　国务院印发《关于深化医药卫生体制改革的意见》，将新型农村合作医疗制度确定为农村基本医疗保障制度，为贫困人群提供了基本的医疗保障。2011 年，中共中央、国务院颁布《中国农村扶贫开发纲要（2011—2020 年）》，提出进一步健全贫困地区基层医疗卫生服务体系，改善医疗与康复服务设施条件，继续实施万名医师支援农村卫生工程，组织城市医务人员在农村开展诊疗服务、临床教学、技术培训等多种形式的帮扶活动等。同时，中国也开展专项扶贫，重视残疾人扶贫，要求开展残疾预防、残疾医疗康复等工作，体现了对特殊贫困群体的关照。

（三）健康扶贫的攻坚阶段（2013—2020 年）

国务院扶贫办的建档立卡数据显示，截至 2013 年，全国因病致贫、因病返贫的贫困户有 1 256 万户，占建档立卡贫困户总数的 42.4%，是中国农村贫困人口的主要成因。其中，大病和长期慢病患者数量庞大，分别占比 4.7% 和 16.8%[②]，成为脱贫攻坚的一大难点。

党的十八大以来，以习近平同志为核心的党中央坚持以人民为中心的发展思想，把人民健康放在优先发展的战略位置。2013 年 8 月，习近平总书记提出，"人民身体健康是全面建成小康社会的重要内涵，是每个人

---

①　新型农村合作医疗制度是指由政府组织、引导、支持，农民自愿参加，个人、集体和政府多方筹资，以大病统筹为主的农民医疗互助共济制度。通过中央财政补助、地方财政补助、集体扶持和农民个人缴费等渠道筹集资金，主要对农民住院及大病医疗费用给予补偿。

②　中国政府网：《贫困人口近半因病致贫　中国启动相关调查工作》，2016 - 04 - 28，https：//www. gov. cn/xinwen/2016 - 04/28/content_5068915. htm。

成长和实现幸福生活的重要基础"。2014 年 12 月，在江苏调研时，习近平总书记再次强调，"没有全民健康，就没有全面小康"。2015 年 11 月，习近平总书记在中央扶贫开发工作会议上对健康扶贫工作作出重要部署。中共中央　国务院《关于打赢脱贫攻坚战的决定》确立了"到 2020 年，稳定实现农村贫困人口不愁吃、不愁穿，义务教育、基本医疗和住房安全有保障"的总体目标，并明确提出要开展医疗保险和医疗救助脱贫，实施健康扶贫工程，保障农村贫困人口享有基本医疗卫生服务，努力防止因病致贫、因病返贫。

"十三五"[①] 期间，以习近平同志为核心的党中央把健康扶贫作为打赢脱贫攻坚战的一项重要举措，作出了一系列重大决策部署（图 1-1、图 1-2、图 1-3）。2016 年，国家卫生计生委[②]、国务院扶贫办等部门印发《关于实施健康扶贫工程的指导意见》，吹响了实施健康扶贫、助力脱贫攻坚战的号角，提出"到 2020 年，贫困地区人人享有基本医疗卫生服务，农村贫困人口大病得到及时有效救治保障，个人就医费用负担大幅减轻"。随着"健康扶贫工程"的提出，中国先后出台了《健康扶贫工程"三个一批"行动计划》《健康扶贫三年攻坚行动实施方案》《医疗保障扶贫三年行动实施方案（2018—2020 年)》《解决贫困人口基本医疗有保障突出问题工作方案》《关于坚决完成医疗保障脱贫攻坚硬任务的指导意见》等政策文件，对农村贫困家庭逐户、逐人、逐病摸底，对贫困患者实行精准分类救治，并通过提高医疗保障水平、提升贫困地区医疗卫生服务能力、加强公共卫生和疾病防控等举措，逐步减轻农村贫困人口医疗负担。

---

① "十三五"时期是指中华人民共和国的第十三个五年规划期，即 2016—2020 年。
② 2018 年 3 月，根据第十三届全国人民代表大会第一次会议批准的国务院机构改革方案，国家卫生和计划生育委员会不再保留，组建国家卫生健康委员会。

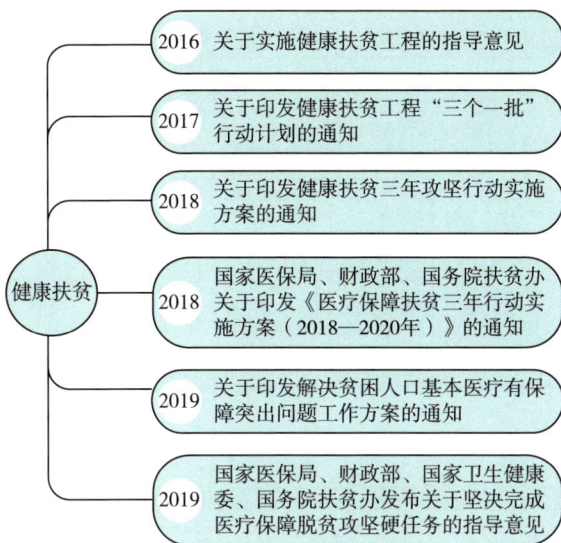

图 1-1 健康扶贫政策文件

健康扶贫"三年攻坚"部署和工作安排

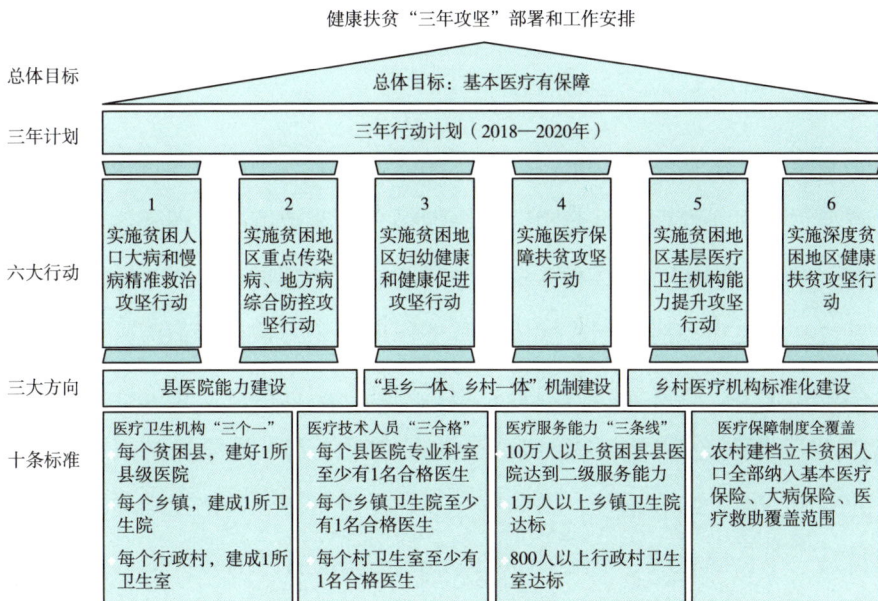

图 1-2 "三年攻坚"部署和工作安排

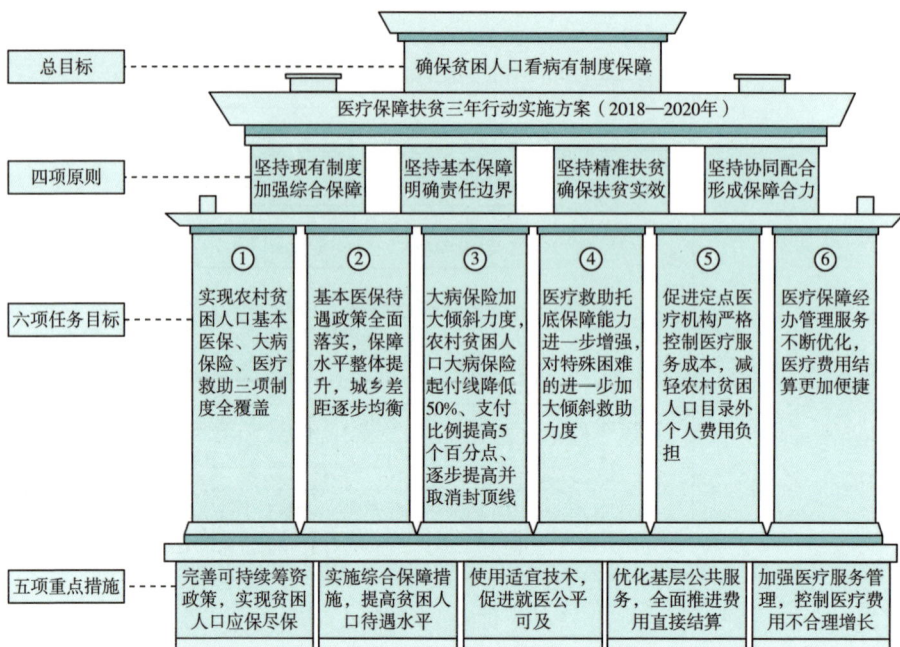

图 1-3 医疗保障扶贫三年行动实施方案①

（四）健康扶贫的成果巩固阶段（2021 年至今）

健康扶贫工程实施以来，通过"治疗、保障和预防"三大举措，成功打破了"贫困—疾病—再贫困"的恶性循环，有效解决了因病致贫、因病返贫、"看不上病"、"看不好病"等问题，累计帮助近 1 000 万个因病致贫返贫家庭成功摆脱贫困，健康扶贫工作取得积极成效。但因病致贫不同于就业、住房、教育等致贫因素，难以做到一次性消除。正如习近平总书记在 2017 年两会期间参加政协委员联组会时强调，健康扶贫属于精准扶贫的一个方面，因病返贫、因病致贫现在是扶贫硬骨头的主攻方向，这个事情是一个长期化的、不随着 2020 年我们宣布消灭绝对贫困以后就会消失的。脱贫摘帽不是终点，全面提升人民健康的工作仍然需要延续。而如

---

① 数据来源：www.gov.cn/guowuyuan/2018—10/25/content _ 5334480. htm。

何巩固拓展健康扶贫成果、推进健康乡村建设工作是一个长期的系统工程，涉及政策、医疗资源、服务能力、疾病预防控制等多个方面。

2020 年底，脱贫攻坚战取得全面胜利后，中国政府设立了 5 年过渡期，中国健康扶贫政策进入了与乡村振兴有效衔接的新阶段。这一阶段的核心目标是巩固健康扶贫成果，并将其与乡村振兴战略相结合，深入推进健康乡村建设，进一步提升乡村卫生健康服务能力和群众健康水平，防止出现规模性因病致贫、因病返贫现象。

2021 年 2 月，按照党中央、国务院决策部署，国家卫生健康委等部门联合印发了《巩固拓展健康扶贫成果同乡村振兴有效衔接的实施意见》。"十四五"[①] 过渡期间，各地各部门围绕优化疾病分类救治措施，健全因病致贫、因病返贫动态监测和精准帮扶机制以及优化乡村卫生医疗服务覆盖等方面开展工作，为脱贫地区接续推进乡村振兴提供了更加坚实的健康保障。

二、健康扶贫政策的适用对象

在健康扶贫政策形成初期（1949—2012 年），适用对象主要为农村贫困人口和基本医疗卫生资源极度短缺的地区。这一阶段政策注重农村合作医疗制度、农村医疗救助制度、医疗卫生机构建设与完善，保证最急需医疗资源的人群获得基本医疗服务，减轻医疗负担，防止因病致贫。

在健康扶贫政策攻坚期（2013—2020 年），适用对象转变为深度贫困地区的贫困人口、建档立卡户和弱势群体。这一阶段要求精准识别重点地区、重点疾病、弱势人群，实现精准帮扶，实现贫困地区医疗卫生服务能力的提升和对农村贫困人口的全覆盖。

---

① "十四五"时期是指中华人民共和国的第十四个五年规划期，即 2021—2025 年，同时也是从脱贫攻坚到乡村振兴的过渡期。

在健康扶贫政策巩固拓展期（2021 年至今），适用对象主要为农村低收入人口，包括已脱贫地区和乡村振兴重点帮扶县的居民。这一阶段目的是巩固基本医疗有保障的成果，推进健康乡村建设，防止因病致贫、因病返贫。

三、健康扶贫政策解决的核心问题

因病致贫、因病返贫一直是全球贫困治理面临的最主要难题之一，也是中国脱贫攻坚路上的"拦路虎"。"看不上病""看不起病""看不好病"和"少生病"是健康扶贫政策工具关注的核心问题。一方面，由于医疗设施和专业人才相对匮乏，贫困地区的人口往往难以获得高质量的医疗服务。许多贫困地区只有基本的医疗机构，而且这些机构在技术、设备和药品方面都存在一定的局限性，导致了贫困地区医疗资源的不足，人们在面临疾病时往往难以得到及时有效的治疗。另一方面，由于收入水平较低，贫困地区的人口往往无法承担高额的医疗费用，导致许多贫困地区的人口选择不就医或者就医时寻求廉价的治疗方式，从而影响了他们的健康状况和生活质量。贫困地区的人口也缺乏健康教育知识和意识，对常见疾病的预防和自我管理知之甚少，导致更容易患上一些本来可以避免的疾病，增加了医疗负担。

因此，健康扶贫政策的实施目标有如下几点：一是实现"看得上病"，即对中西部贫困地区加大扶持力度，不断完善医疗服务体系，使医疗资源布局填平补齐。二是实现"看得起病"，即大幅度提高贫困人口的医疗保障水平，包括医疗救助水平。三是实现"看得好病"，即提高贫困地区的医疗服务的能力和水平，实现县域人口能够不出县就把病看好的目标。四是实现"少生病"，即加强贫困地区公共卫生和疾病预防控制工作，包括改善人居环境，加大重点传染病、地方病、慢性病防控力度，加强健康教育和健康促进等，让贫困人口"少生病"，提升农村居民健康水平。

◎ 第二章 提高医疗可及性，解决"看不上病"的问题

一、建设基础医疗设施，提高基础服务能力

（一）内涵界定

建设基础医疗设施，提高基础服务能力具体举措包括增补机构设施、培养医疗人才。其中，"增补机构设施"属于能力建设工具，通过向目标地区投入资金、资源，帮助相关地区建设满足当地基础医疗服务开展需求的机构设施，使其具备提供基础医疗服务的条件。"培养医疗人才"属于激励性工具及能力建设工具，通过财政、人力资源等投入，培养一批医疗人才；通过提供补助、提高工作待遇等激励措施，为贫困地区留住一批医疗人才。

（二）针对问题

该政策工具主要针对贫困地区医疗机构设施不足、医疗人才匮乏等问题。中国幅员辽阔，各地经济社会发展水平存在差异，医疗资源在城乡之间、地区之间分布不均衡，部分地区医疗机构设施不足、医疗人才匮乏等问题较为严重。

（三）适用条件

1. 适用地区

适用于国家级贫困县、集中连片特殊困难地区（以下简称连片特困地区）等，具体名单由 2011 年 12 月颁布的《中国农村扶贫开发纲要

（2011—2020 年）》文件界定。

2. 适用人群

适用于国家级贫困县、连片特困地区居民。

（四）实施举措

1. 增补机构设施

（1）建设基础设施

在贫困地区新建或改建、扩建乡镇卫生院和村卫生室，确保每个乡镇和行政村至少有 1 个卫生院或卫生室，填补服务空白点。

增补机构设施对应政策见表 2-1。

表 2-1　增补机构设施对应政策

编号	政策名称	效力位阶	发文字号	发文时间
1	《国务院办公厅关于印发全国医疗卫生服务体系规划纲要（2015—2020年）的通知》（四）	行政法规	国办发〔2015〕14 号	2015.03.06
2	《国务院办公厅关于全面推开县级公立医院综合改革的实施意见》（二）	行政法规	国办发〔2015〕33 号	2015.04.23
3	《国家卫生计生委、国务院扶贫办、国家发展改革委等关于实施健康扶贫工程的指导意见》（二）	部门规章	国卫财务发〔2016〕26 号	2016.06.20
4	《国家卫生健康委、国家发展改革委、财政部等关于印发健康扶贫三年攻坚行动实施方案的通知》（十七）	部门规章	国卫财务发〔2018〕38 号	2018.10.17

（2）配置医疗设备

根据贫困地区的人口规模和服务需求，合理配置医疗设备，包括基本的诊断、治疗和急救设备，确保基层医疗机构能够提供基本的医疗服务。

2. 培养医疗人才

（1）定向免费培养

由各级教育部门、卫生健康部门和人力资源社会保障部门联合组织，选拔愿意到农村和贫困地区从事医疗卫生工作的学生，签订定向协议，承诺毕业后到指定区域的医疗卫生机构工作，免费向他们提供医学教育，培养具备基本医疗知识和技能的医务人员。

（2）"县聘乡用、乡聘村用"政策

根据"县聘乡用"政策，县级医疗卫生机构负责招聘、管理和培训医务人员，然后根据各乡镇卫生院的实际需求，将这些医务人员派驻到乡镇卫生院工作。

（3）全科医生特岗计划

根据 2018 年 1 月国务院办公厅发布的《关于改革完善全科医生培养与使用激励机制的意见》，要求加强贫困地区全科医生队伍建设，对集中连片特困地区县和国家扶贫开发工作重点县（以下统称贫困县）加大农村订单定向医学生免费培养力度。可结合实际，以贫困县为重点，订单定向免费培养农村高职（专科）医学生，毕业生经助理全科医生培训合格后，重点补充到村卫生室和艰苦边远地区乡镇卫生院。

培养医疗人才对应政策见表 2-2。

表 2-2　培养医疗人才对应政策

编号	政策名称	效力位阶	发文字号	发文时间
1	《国务院关于印发"十二五"期间深化医药卫生体制改革规划暨实施方案的通知》（四）	行政法规	国发〔2012〕11 号	2012.03.14
2	《国务院关于促进健康服务业发展的若干意见》（二）	行政法规	国发〔2013〕40 号	2013.09.28
3	《国务院办公厅关于印发全国医疗卫生服务体系规划纲要（2015—2020年）的通知》（五）	行政法规	国办发〔2015〕14 号	2015.03.06
4	《国务院办公厅关于改革完善全科医生培养与使用激励机制的意见》	行政法规	国办发〔2018〕3 号	2018.01.14
5	《国家卫生健康委、国家发展改革委、财政部等关于印发健康扶贫三年攻坚行动实施方案的通知》（六）	部门规章	国卫财务发〔2018〕38 号	2018.10.17

（五）实施效果

截至 2021 年底，中国有 2.3 万个县级医疗卫生机构、3.5 万个乡镇卫生院、59.9 万个村卫生室，实现了县乡村医疗卫生机构全覆盖；实现了每个脱贫县至少有 1 家公立医院、98％的脱贫县至少有 1 所二级及以上医院[①]。

2012—2021 年，农村基层卫生人员数从 343.7 万人增加到 443.2 万人，年均增加 1.15％，每万人口卫生人员数由 37.19 人增加到 53.13 人。在卫生人员中，执业医师和助理执业医师数量从 100.9 万人增加到 161.5 万人。从学历结构来看，乡镇卫生院卫生人员、执业医师中本科以上学历的从 2012 年的 10％提高到 2021 年的 32％，表明农村地区基层医疗人才队伍不断发展，医疗服务能力不断提高[②]。

（六）典型案例

案例 2－1：

多措并举，宁夏健康扶贫力阻病根变穷根[③]

（对应举措：增补机构设施、培养医疗人才相关措施）

1. 案例背景

中国宁夏回族自治区（以下简称宁夏）于 2019 年出台《宁夏解决贫困人口基本医疗有保障突出问题工作方案》（以下简称《方案》），着

---

① 中国政府网：《国家卫生健康委员会 2022 年 5 月 24 日新闻发布会文字实录》，2022－05－24，http：//www.nhc.gov.cn/xcs/s3574/202205/1ba733b821ff4dd6939ab5a3c8217ac5.shtml。

② 中国网：《迎二十大，数说十年 | 中国基层医疗卫生机构实现街道、社区、乡镇、村屯全覆盖》，2022－07－14，http：//news.china.com.cn/2022－07/14/content_78323211.html。

③ 案例来源：改革网：《以健康扶贫构建脱贫攻坚长效机制防返贫》，2021－09－09，http：//www.cfgw.net.cn/2021－09/09/content_24984162.html。

力填平补齐医疗资源"空白点"，提升宁夏地区基层医疗卫生服务能力。

2. 案例内容

医疗卫生机构"三个一"。《方案》按照填平补齐的原则，要求全面保障宁夏区域内贫困地区贫困人口基本医疗的可及性，实现贫困地区医疗卫生机构"三个一"：每个贫困县建好1所县级公立医院（含中医院），每个乡镇建成1所政府办卫生院，每个行政村建成1所村卫生室。按标准配备90%以上的基本设备，支持贫困地区特别是深度贫困地区，在脱贫攻坚期内全面完成乡镇卫生院和村卫生室基础设施建设，配备合格医务人员，消除乡、村两级医疗机构人员"空白点"。

医疗技术人员"三合格"。《方案》对贫困地区医疗技术人员提出"三合格"的基本要求：每个县医院的每个专业科室至少有1名合格的执业医师；每个乡镇卫生院至少有1名合格的执业（助理）医师或全科医师；每个村卫生室至少有1名合格的乡村医生或执业（助理）医师。

医疗服务能力"三条线"。《方案》按照服务能力"三条线"，要求常住人口超过10万人的贫困县有1所县医院（中医院）达到二级医院医疗服务能力；常住人口超过1万人的乡镇卫生院，能为居民提供常见病、多发病的诊疗服务，提供预防、保健等基本公共卫生服务；常住人口低于1万人的乡镇卫生院，能为居民提供基本公共卫生服务和常见病基本医疗。行政村卫生室能够在乡镇卫生院的统一管理和指导下，承担行政村范围内居民的基本公共卫生服务和普通常见病、多发病的初级诊治工作。

3. 案例成效

宁夏9个脱贫县（区）基层医疗卫生服务能力大幅提升，实现了9个县（区）均有一家县级医院达到"二级甲等"水平，全面消除了行政村卫生室、合格乡村医生"空白点";医疗卫生机构"三个一"、医疗卫生人员"三合格"和医疗服务能力"三条线"全部达标。贫困人口县域内就诊率达到 90% 以上,基本实现了"大病不出县"的目标。

二、共享优质医疗资源,政策倾斜与对口帮扶

(一)内涵界定

共享优质医疗资源,政策倾斜与对口帮扶具体举措包括倾斜外界资源、帮扶硬件设施。其中,"倾斜外界资源"属于能力建设工具,通过政府向贫困地区提供政策支持、加大资源资金的投入力度,提升贫困地区医疗服务水平。"帮扶硬件设施"属于能力建设工具,通过政府引导、组织协调三级医院对口帮扶贫困县医院,健全完善贫困县医院医疗硬件设施,促进优质医疗资源共享。

(二)针对问题

贫困地区医疗资源匮乏、医疗设备落后,缺乏开展高质量医疗服务的硬件条件。相比城市地区,农村地区存在长期的贫困状况,人均收入较少,在市场导向的作用下,医疗资源不断向城市地区靠拢,城乡医疗资源配置差距不断拉大,难以均衡。

(三)适用条件

1. 适用地区

主要针对国家级贫困县、连片特困地区等。

2. 适用人群

适用于国家级贫困县、连片特困地区患者。

（四）实施举措

1. 倾斜外界资源

（1）政策优先供给

政策制定和执行首先考虑深度贫困地区的需求和状况，确保相关政策能够最大限度地惠及贫困地区，为其提供必要的支持和指导。

倾斜外界资源对应政策见表 2-3。

表 2-3 倾斜外界资源对应政策

编号	政策名称	效力位阶	发文字号	发文时间
1	《中共中央　国务院关于深化医药卫生体制改革的意见》（四）	部门规章	中发〔2009〕6 号	2009.03.17
2	《国家卫生计生委、国务院扶贫办、国家发展改革委等关于实施健康扶贫工程的指导意见》（三）	部门规章	国卫财务发〔2016〕26 号	2016.06.20
3	《中共中央　国务院关于打赢脱贫攻坚战三年行动的指导意见》（二）	部门规章	民发〔2018〕91 号	2018.06.15
4	《国家卫生健康委、国家发展改革委、财政部等关于印发健康扶贫三年攻坚行动实施方案的通知》（八）	部门规章	国卫财务发〔2018〕38 号	2018.10.17

（2）项目优先安排

优先为贫困地区提供优质的公共卫生服务项目，全面落实重大公共卫生和基本公共卫生服务项目。

（3）资金优先支持

中央财政的卫生健康专项转移支付资金优先向深度贫困地区倾斜，

确保贫困地区有足够的资金支持其发展卫生健康事业，提高医疗服务水平。如 2019 年，中央财政转移支付地方卫生健康项目资金安排"三区三州"等深度贫困地区 47 亿元，较 2018 年增长 72%，其中倾斜支持 15 亿元[①]。

（4）资源优先提供

医疗设备、药品、人力资源等各类资源优先提供给深度贫困地区，帮助其解决资源匮乏的问题，提高医疗服务能力。

（5）社会力量优先对接

鼓励和支持企业、社会组织等社会力量支持深度贫困地区的卫生健康事业，通过捐赠、投资、合作等方式，为贫困地区提供更多的支持和帮助。

2. 帮扶硬件设施

（1）直接提供硬件设施

"填平补齐"硬件设施空白。针对受援医院具体情况，政府部门、支援医院等机构为其填平补齐医疗硬件设施上的不足，包括教学模型、护理器械、ICU 呼吸机、远程会诊系统等医疗设备。

（2）帮助建立健全急救中心

支援医院帮助受援医院建立健全卒中中心、胸痛中心、创伤中心、危重孕产妇救治中心、危重儿童和新生儿救治中心五大急救中心，提升受援医院危急重症患者的抢救能力、重大疫情防控救治能力、重大突发公共事件应急处置能力等。

（3）"一对一"扶持特色专科

支援医院帮助受援医院建立针对当地疾病谱的临床诊疗科目，加强临

---

① 中国政府网：《国家卫生健康委员会 2019 年 9 月 23 日例行新闻发布会文字实录》，2019 - 09 - 23. http://www.nhc.gov.cn/xcs/s7847/201909/6a739fff5ecf4a76be85eb0509497d8d.shtml.

床专科能力建设。例如，针对藏区高血压、冠心病多发的现象，加强藏区医院相关专科诊疗能力的建设。

（4）帮助建立远程会诊系统

支援医院帮助受援医院建立远程会诊系统，以便开展远程会诊、远程查房、远程病理及医学影像诊断、远程继续教育等活动，不断提升受援医院医疗技术水平。

帮扶硬件设施对应政策见表 2-4。

表 2-4　帮扶硬件设施对应政策

编号	政策名称	效力位阶	发文字号	发文时间
1	《国务院办公厅关于全面推开县级公立医院综合改革的实施意见》（八）	行政法规	国办发〔2015〕33 号	2015.04.23
2	《国家卫生计生委、国务院扶贫办、国家中医药管理局等关于印发加强三级医院对口帮扶贫困县县级医院工作方案的通知》（二）	部门规章	国卫医发〔2016〕7 号	2016.02.17
3	《国家卫生健康委、国家发展改革委、财政部等关于印发健康扶贫三年攻坚行动实施方案的通知》（六）	部门规章	国卫财务发〔2018〕38 号	2018.10.17

（五）实施效果

党的十八大以来，中央财政累计投入资金 1.4 万亿元，支持脱贫任务重的 25 个省份卫生健康事业发展，同口径年均增长 11.6%。此外，还专门设立了 832 个贫困县医疗服务能力提升项目。中央预算内投资对贫困地区建设项目实行"应纳全纳"，累计安排中央预算内投资 1 700 多亿元，支持贫困地区所在省份 15 万多个医疗卫生机构的项目建设[①]。

---

① 中国政府网：《国家卫生健康委员会 2022 年 5 月 24 日新闻发布会文字实录》，2022-05-24，http：//www.nhc.gov.cn/xcs/s3574/202205/1ba733b821ff4dd6939ab5a3c8217ac5.shtml。

（六）典型案例

案例 2 - 2：

优质资源倾斜——帮助"三区三州"铸造健康长城[①]

（对应举措：倾斜外界资源、帮扶硬件设施相关措施）

1. 案例背景

中国的"三区三州"是国家深度贫困地区，其中"三区"是指西藏自治区和青海、四川、甘肃、云南四省藏区及南疆的和田地区、阿克苏地区、喀什地区、克孜勒苏柯尔克孜自治州四地区；"三州"是指四川凉山州、云南怒江州、甘肃临夏州。2018 年底，全国有 666 个卫生院没有全科医生或者执业（助理）医师，其中 80% 集中在"三区三州"深度贫困地区；1 022 个行政村没有卫生室，6 903 个卫生室没有合格的村医，53% 集中在"三区三州"。"三区三州"是脱贫攻坚和全面建成小康社会最难啃的"硬骨头"，补齐该区域医疗设施、人才方面的短板，解决该区域患者"看不上病"的问题，对决战决胜脱贫攻坚具有重要意义。

2. 案例内容

政策优先供给。2017 年 11 月，中共中央办公厅、国务院办公厅印发了《关于支持深度贫困地区脱贫攻坚的实施意见》，对"三区三州"等深度贫困地区脱贫攻坚工作作出全面部署。2019 年 6 月国家中医药

---

① 案例来源：人民网：《今年年底全面消除乡村医疗机构"空白点"》，2019 - 07 - 15，http：//gongyi. people. com. cn/n1/2019/0715/c151132 - 31233695. html；央视网：《健康扶贫工程助"三区三州"医疗服务能力快速提升群众基本医疗有保障》，2021 - 01 - 25，https：//news. cctv. com/2021/01/25/ARTIQ7BHconIHzlHneXnf7us210125. shtml。

管理局办公室印发《"三区三州"中医药扶贫工作实施方案》，聚焦"三区三州"中医药健康扶贫薄弱环节，为"三区三州"中医药扶贫提供政策支持。此外，国家卫生健康委坚持一地一策，指导"三区三州"深度贫困地区制定了专门的健康扶贫工作方案，统筹中央和对口支援等各方面的力量，坚持政策优先供给、项目优先安排、资金优先支持、资源优先提供、社会力量优先对接，合力攻坚。

项目优先安排。2019年9月，在财政部支持下，国家卫生健康委启动医疗服务与保障能力提升项目（"三区三州"乡村医生远程培训能力建设项目）。项目针对"三区三州"贫困地区村医外出学习不便、工学矛盾突出等问题，在199个贫困县建设以县级综合医院为中心，覆盖乡镇卫生院、村卫生室的县乡村三级远程继续医学教育网络，对乡村两级医务人员开展继续医学教育，提升其业务能力和服务水平。

资金优先支持。2018年以来，国家累计安排"三区三州"所在省份中央预算内投资240.6亿元，支持1 126个县级以上医疗卫生机构的建设项目。2018—2020年财政部共安排支持"三区三州"等深度贫困地区增量资金2 800多亿元，为攻克最后的贫困堡垒提供了有力支撑。

3. 案例成效

通过健康扶贫，西藏实现了近400种大病不出自治区、绝大多数小病在县、乡就能得到治疗；新疆实现了所有地（市）级医院通过三级甲等评审、207家县级医院通过二甲评审。"三区三州"已全面消除乡村医疗卫生机构和人员"空白点"，实现了每个乡镇和行政村都有一个卫生院和卫生室，而且配备了合格的医生。

三、优化医疗管理服务，促进就医普惠便利

（一）内涵界定

优化医保结算方式是一种能力建设工具，具体包括设立专业窗口、实施"先诊疗后付费"服务、推进"一站式"结算、落实跨区就医结算。"设立专业窗口"是指设立解答医保报销和费用结算相关问题的专业窗口。实施"先诊疗后付费"服务是指经济困难的患者可以先接受治疗，之后再根据政策规定的方式结算医疗费用。推进"一站式"结算是指医保（新农合）、大病保险、疾病应急救助、医疗救助等经办管理机构直接与定点医院实现"一站式"信息对接和即时结算。"加强医疗服务管理"是一种能力建设工具，具体包括推进支付方式改革、完善定点医药机构服务管理。

（二）针对问题

优化医疗管理服务主要针对贫困人口就医结算方式的不便捷以及医疗费用不合理增长问题。具体来看，优化医保结算方式主要针对经济困难的患者可能因为无法预付医疗费用而延误治疗以及传统医保结算流程烦琐、效率低下等问题，减轻贫困人口就医的额外负担；加强医疗服务管理主要是为了降低医疗机构的服务成本，控制医疗费用的不合理增长。

（三）适用条件

1. 适用地区

适用于中国所有地区。

2. 适用人群

适用于中国全体公民。其中，"先诊疗后付费"实施对象为县域内定点医疗机构住院的参加城乡居民基本医保（新农合）的农村贫困患者。

（四）实施举措

1. 优化医保结算方式

（1）设立专业窗口

在医疗机构和社保部门设立专门的窗口，负责解答医保报销和费用结算相关问题。重点关注提高深度贫困地区基层医保经办管理服务能力，指定专门窗口和专人负责政策宣传并帮助贫困人口兑现政策，解决群众政策不知情、就医报销难等问题。

（2）实施"先诊疗后付费"服务

首先，根据2017年3月国家卫生计生委印发的《农村贫困住院患者县域内"先诊疗后付费"工作方案》，在县域内定点医疗机构，符合医保（新农合）规定疾病住院条件的参保（参合）患者，持医保卡（新农合医疗证）、有效身份证件和扶贫部门出具的贫困证明或民政部门出具的低保、特困等相关证明（证件）办理入院手续，并签订"先诊疗后付费"协议后，无须交纳住院押金，直接住院治疗。通过推进信息联网，实现贫困患者身份精准识别，减少提供相关证明材料的要求，方便群众。其次，患者出院时，定点医疗机构即时结报新农合补偿部分，补偿后个人应承担的费用由患者结清。对于确有困难，出院时无法一次性结清自付费用的，可通过与定点医疗机构签订延期、分期还款协议等方式，明确还款时间，予以办理出院手续。对住院时间较长、医疗费用较高的参合患者（参加新型农村合作医疗的住院患者），定点医疗机构可根据实际情况，自行制定医疗费用分阶段结算具体办法。具体的机制流程可参考图2-1。

（3）推进"一站式"结算

根据2017年3月国家卫生计生委印发的《农村贫困住院患者县域内"先诊疗后付费"工作方案》，建立完善贫困患者医疗费用县域内"一站

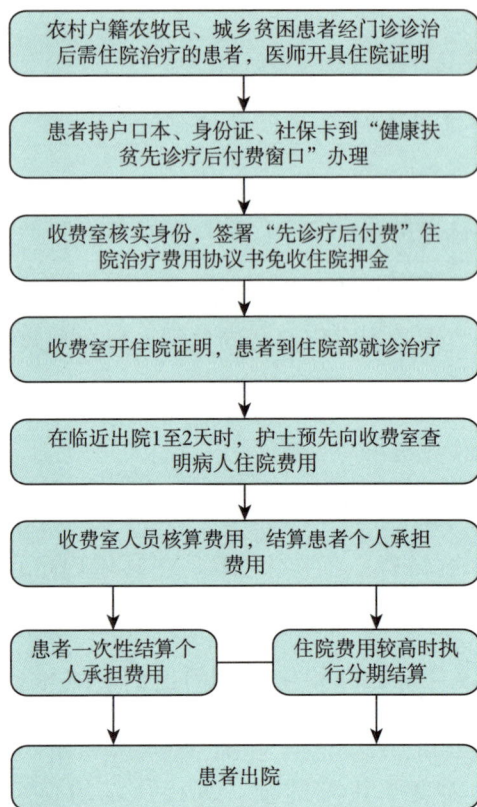

图 2-1 新疆维吾尔自治区博乐市"先诊疗后付费"机制流程

式"结算制度，并逐步推进省域内、跨省份"一站式"结算。协调医保（新农合）、大病保险、疾病应急救助、医疗救助等经办管理机构加大信息化建设力度，直接与定点医院实现"一站式"信息对接和即时结算。在定点医院设立综合服务窗口，集中办理救治对象住院费用结算。具体工作机制参考图 2-2。

（4）落实跨区就医结算

对异地安置和异地转诊的农村贫困人口，医保经办机构要优先做好异地就医登记备案和就医结算等服务，切实做好贫困地区外出就业、创业人员异地就医备案工作。

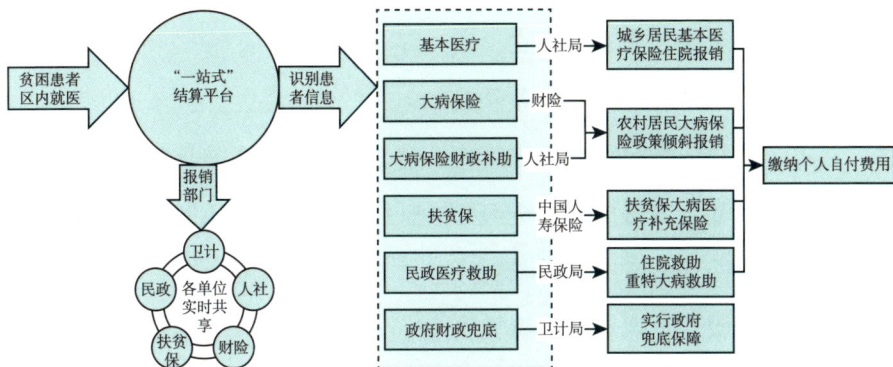

图 2-2　宁夏回族自治区隆德县"一站式结算"机制流程

优化医保结算方式对应政策见表 2-5。

表 2-5　优化医保结算方式对应政策

编号	政策名称	效力位阶	发文字号	发文时间
1	《国家卫生计生委、国务院扶贫办、国家发展改革委等关于实施健康扶贫工程的指导意见》（二）	部门规章	国卫财务发〔2016〕26 号	2016.06.20
2	《国家卫生计生委办公厅关于印发农村贫困住院患者县域内先诊疗后付费工作方案的通知》	部门规章	国卫办医函〔2017〕186 号	2017.02.24
3	《国家卫生计生委、民政部、财政部等关于印发健康扶贫工程"三个一批"行动计划的通知》（二）	部门规章	国卫财务发〔2017〕19 号	2017.04.12
4	《国家卫生健康委员会办公厅关于印发健康扶贫领域作风问题专项治理实施方案的通知》（二）	部门规章	国卫办财务函〔2018〕198 号	2018.03.23

2. 加强医疗服务管理

（1）推进支付方式改革

强化基金预算管理，完善按病种、按人头、按床日付费等多种方式相结合的复合支付方式，有效控制费用。中国国家医保局有序推进疾病诊断相关分组（DRG）付费国家试点，开展区域点数法总额预算和病种分值付费（DIP）试点，推进紧密型县域医共体支付方式改革，初步形成总额预算基础上的多元复合支付方式。

（2）完善定点医药机构服务管理

完善定点医药机构服务协议管理，健全定点服务考核评价体系，将考核结果与医保基金支出挂钩。全面开展医保智能监控，不断完善医保信息系统，提高医保基金使用效率。

加强医疗服务管理对应政策见表 2 - 6。

表 2 - 6 加强医疗服务管理对应政策

编号	政策名称	效力位阶	发文字号	发文时间
1	《国家医保局、财政部、国务院扶贫办关于印发〈医疗保障扶贫三年行动实施方案（2018—2020年）〉的通知》（二）	部门规章	医保发〔2018〕18 号	2018.09.30
2	《关于印发疾病诊断相关分组（DRG）付费国家试点技术规范和分组方案的通知》	部门规章	医保办发〔2019〕36 号	2019.10.16
3	《国家医疗保障局办公室关于印发医疗保障疾病诊断相关分组（CHS - DRG）细分组方案（1.0 版）的通知》	部门规章	医保办发〔2020〕29 号	2020.06.12

（五）实施效果

2018 年，96％的县实现了县域内"一站式"结算，2019 年 15 个省份实现了市域内"一站式"结算，2020 年 25 个省份全部实现了市域内"一站式"结算。截至 2020 年底，住院费用跨省直接结算定点医疗机构数量达 4.44 万家，比 2019 年底增加 1.68 万家，增长 60.87％。国家平台累计直接结算 724.83 万人次，涉及医疗总费用 1 759 亿元，医保基金支付 1 038.43 亿元。门诊费用直接结算试点工作稳妥推进，京津冀、长三角和西南 5 省（自治区、直辖市）等 12 个先行试点省份开通联网定点医疗机构 1.02 万家，联网定点药店 1.18 万家，门诊费用跨省累计直接结算 302

万人次，涉及医疗总费用 7.46 亿元，医保基金支付 4.29 亿元。

2019 年医保支付改革中，97.5％统筹区实行医保付费总额限制，86.3％统筹区开展按病种付费，30 个城市纳入国家 CHS－DRG 付费试点范围，60％以上统筹区开展对长期、慢性病住院医疗服务按床日付费。2020 年，持续推进支付方式改革，在 30 个城市开展 DRG 付费国家试点工作，30 个试点城市全部通过模拟运行前的评估考核，进入模拟运行阶段，中期确定了 71 个城市开展区域点数法总额预算和 DIP 付费试点工作[1][2][3]。

（六）典型案例

案例 2－3：

广西壮族自治区农村贫困住院患者县域内
"先诊疗后付费"就医模式[4]

（对应举措：优化医保结算方式）

1. 案例背景

为了全面贯彻落实全国卫生与健康大会以及中央、自治区扶贫开发工作会议精神，广西壮族自治区坚持以人为本和以病人为中心，改革传

---

[1]　中国医疗保险公众号：《数说扶贫：医保都做了什么？》，2020－10－29，https：//mp. weixin. qq. com/s/VXGLyisaE9BwzIfM2E1Gaw。

[2]　国家医疗保障局：《2020 年医疗保障事业发展统计快报》，2021－03－08，http：//www. nhsa. gov. cn/art/2021/3/8/art_7_4590. html。

[3]　国家医疗保障局：《2019 年医疗保障事业发展统计快报》，2020－06－02，http：//www. nhsa. gov. cn/art/2020/6/24/art_7_3268. html。

[4]　案例来源：广西壮族自治区卫生健康委员会：《关于印发广西农村贫困住院患者县域内先诊疗后付费工作实施方案的通知》，2017－04－20，https：//wsjkw. gxzf. gov. cn/xxgk_49493/fdzdgk/ wsjszh/yzyg/t5237355. shtml。

统的住院病人先交押金的做法，实行农村贫困住院患者"先诊疗后付费"新模式，开通生命"绿色通道"，最大限度方便农村贫困群众就医，确保患者得到及时、安全、规范、有效的治疗。

2. 案例内容

（1）实施范围和对象

"先诊疗后付费"是在广西壮族自治区农村贫困住院患者所在县域内的城乡居民基本医疗保险定点医疗机构，针对全区城乡居民基本医疗保险的农村贫困住院患者，包括建档立卡贫困户以及非建档立卡农村低保对象、孤儿、特困供养救助对象的一项服务。

（2）实施内容和流程

参加城乡居民基本医疗保险的农村贫困住院患者在县域内实行农村贫困住院患者住院费用"先诊疗，后付费"，入院时不需缴纳住院押金即可住院治疗。出院时，仅需缴纳个人应承担的医疗费用部分，即可办理出院手续。

①入院手续

在县域内定点医疗机构，符合城乡居民基本医疗保险规定疾病住院条件的参保患者，与就诊医疗机构签订《"先诊疗后付费"住院治疗费用结算协议书》，并将其身份证（户口本）复印件交到医院保管备查，住院期间无须缴纳住院押金。

②费用结算

患者出院时，向医院支付城乡居民基本医疗保险和医疗救助报补后个人应承担的费用，结清费用后，医疗机构及时归还患者提交的相关证件，并办理出院手续。对结算困难患者可签订延期（分期）还款协议书，确定还款期限后办理出院结算。

（3）保障措施

加强组织领导和部门协同。各级卫生计生行政部门协调医保、民政、扶贫等部门，建立健全定点医疗机构、社会保险经办机构等之间的沟通协调机制。各市（县）将该项工作纳入脱贫攻坚工作重要考核内容，对实施情况定期督导检查。

加强诚信体系建设，降低逃费风险。医疗机构建立"恶意拖欠住院费用"黑名单制度，结合社会诚信体系建设，将恶意欠逃费信息纳入个人信用信息管理，保障制度有序实施。对于恶意拖欠住院费用的患者，定点医疗机构有权终止为其提供"先诊疗后付费"优惠政策（急危重伤病除外），并向城乡居民基本医疗保险经办管理部门报告有关信息。城乡居民基本医疗保险经办管理部门暂停其医保待遇，直到所欠费用全部还清。

3. 实施成效

广西壮族自治区全区县域内定点医疗机构现已基本实现"一站式"结算，贫困人口"先诊疗后付费"，只需缴纳住院费用的10%就可出院，剩余医疗费用由有关部门按规定与定点医疗机构结算。

◎ 第三章 提高医疗可负担性，解决"看不起病"的问题

一、完善持续筹资方式，稳定看病支出来源

（一）内涵界定

完善持续筹资方式、稳定看病支出来源的政策工具包含优化筹资结构和专项救助资金两大类，都属于能力建设工具，包括资金筹集、风险管理和服务提供等方面，旨在提高医疗服务的可及性和质量，增强医疗体系的应对能力，确保医疗体系能够持续稳定地为公众提供服务。

（二）针对问题

该政策工具主要针对当前老龄化持续加剧，医疗技术快速进步的背景下，医疗费用持续高涨对医保制度运行产生影响，导致医疗基金支出压力较大的问题。

（三）适用条件

1. 适用地区
适用于中国所有地区。

2. 适用人群
适用于中国全体公民。

（四）实施举措

1. 优化筹资结构

（1）统一筹资政策

根据 2016 年 1 月国务院印发的《关于整合城乡居民基本医疗保险制度的意见》，要求坚持多渠道筹资，继续实行个人缴费与政府补助相结合为主的筹资方式，鼓励集体、单位或其他社会经济组织给予扶持或资助。各地统筹考虑城乡居民医保与大病保险保障需求，按照基金收支平衡的原则，合理确定城乡统一的筹资标准。现有城镇居民医保和新农合个人缴费标准差距较大的地区，可采取差别缴费的办法，利用 2～3 年时间逐步过渡。

（2）政府补助筹资

基本公共服务领域中央与地方共同财政事权和支出责任划分中，充分考虑到中国各地经济社会发展不平衡、基本公共服务成本和财力差异较大的国情，中央承担的支出责任有所区别，向困难地区倾斜，遵照"坚持差别化分担"的基本原则。

依据 2018 年 2 月国务院办公厅印发的《基本公共服务领域中央与地方共同财政事权和支出责任划分改革方案》，中央分档分担办法如表 3-1 所示。

具体到中国地方各省（自治区、直辖市），同样将主要基本公共服务事项明确为省与各地共同财政事权，在"向困难地区倾斜"的原则下划分支出责任。以中国云南省为例，依据 2019 年 1 月云南省人民政府发布的《云南省基本公共服务领域省以下共同财政事权和支出责任划分改革实施方案》，云南省分档分担办法如表 3-2 所示。

表 3-1 中央分档分担办法

分档方式	覆盖区域	分担比例（%）
第一档	内蒙古、广西、重庆、四川、贵州、云南、西藏、陕西、甘肃、青海、宁夏、新疆	80
第二档	河北、山西、吉林、黑龙江、安徽、江西、河南、湖北、湖南、海南	60
第三档	辽宁、福建、山东	50
第四档	天津、江苏、浙江、广东；以及大连、宁波、厦门、青岛、深圳 5 个计划单列市	30
第五档	北京、上海	10

表 3-2 云南省分档分担办法

分档方式	覆盖区域	分担比例（%）
第一档	昆明市（含滇中新区）	20
第二档	曲靖、玉溪、红河、楚雄、大理	70
第三档	昭通、文山、普洱、西双版纳、保山、德宏、丽江、临沧 8 个州、市和镇雄、宣威、腾冲 3 个财政省直管县、市	85
第四档	怒江和迪庆	90

2. 专项救助资金

根据 2004 年 1 月发布的《农村医疗救助基金管理试行办法》，农业医疗救助基金用于资助救助对象参加当地新型农村合作医疗或补助救助对象的大病医疗费用，以及符合国家规定的特种传染病救治费用。

完善筹资方式对应政策见表 3-3。

表 3-3 完善筹资方式对应政策

编号	政策名称	效力位阶	发文字号	发文时间
1	《国家医疗保障局、财政部关于做好 2019 年城乡居民基本医疗保障工作的通知》（一）	部门规章	医保发〔2019〕30 号	2019.04.26

（续）

编号	政策名称	效力位阶	发文字号	发文时间
2	《国家医疗保障局对十三届全国人大二次会议第 8130 号建议的答复》（二）	部门规章	医保函〔2019〕13 号	2019.07.02
3	《国家医疗保障局对十三届全国人大二次会议第 5264 号建议的答复》（一）	部门规章	医保函〔2019〕54 号	2019.07.15
4	《国家医疗保障局对十三届全国人大二次会议第 3042 号建议的答复》（一）	部门规章	医保函〔2019〕27 号	2019.07.15
5	《国家医疗保障局对十三届全国人大二次会议第 7094 号建议的答复》（一）	部门规章	医保函〔2019〕100 号	2019.08.20

（五）实施效果

2020 年基本医疗保险（含生育保险）总收入达 24 638.61 亿元、总支出为 20 949.26 亿元，年末基本医疗保险（含生育保险）累计结存 31 373.38 亿元。相较 2019 年，2020 年城乡居民基本医疗保险人均财政补助标准新增 30 元，达到每人每年不低于 550 元。原则上个人缴费标准同步提高 30 元[①]。

2020 年中央财政投入医疗救助补助资金 260 亿元，比上年增长 6%，另外安排 40 亿元补助资金专门用于提高"三区三州"等深度贫困地区农村贫困人口医疗保障水平，安排 15 亿元特殊转移支付医疗救助补助资金[②]。

二、实施综合保障措施，贫困人口应保尽保

（一）内涵界定

实施综合保障措施，贫困人口应保尽保的政策工具包括落实保障目

[①②] 国家医疗保障局：《2020 年医疗保障事业发展统计快报》，2021 - 03 - 08，http：//www. nhsa. gov. cn/art/2021/3/8/art_7_4590. html。

录、分类资助保费、基本医疗保险制度、大病保险制度、医疗救助制度。"落实保障目录"指明确国家医保目录谈判准入药品纳入医保支付范围。"分类资助保费"是一种激励性工具，指以资助保费的形式确保贫困人口应保尽保，保费补贴金额各地区存在区别。"基本医疗保险制度"指按照国家规定缴纳一定比例的医疗保险费用，参保人因患病和意外伤害而就医诊疗，由医疗保险基金支付其一定医疗费用的社会保险制度。"大病保险"是基本医疗保险的补充，主要针对重大疾病的高昂医疗费用，该制度旨在降低参保人员因患重大疾病而面临的经济风险，通过设定一定的起付线和封顶线，对超出基本医疗保险支付范围的医疗费用进行二次报销，为贫困群体提供必要的医疗保障，减轻他们的医疗负担。"医疗救助"通常包括减免医疗费用、提供医疗补助等方式，在一些地区还会提供医疗援助服务（图 3 - 1）。

（二）针对问题

实施综合保障措施，贫困人口应保尽保主要针对贫困人口因遭受重大疾病时要承担高额医疗费用支出从而致贫或者返贫的问题，保障贫困人口基本医疗健康的需要和标准，避免贫困人口经常因经济问题不能参加医疗保险、因心理问题不想参加医疗保险，从而面临着"得小病不就医、得大病看不起"的境遇。

（三）适用条件

1. 适用地区
适用于中国所有地区。

2. 适用人群
适用于中国全体公民。分类资助保费主要适用于农村贫困人口，包括农村建档立卡贫困人口、特困人群、低保对象、低收入家庭老年人、重度

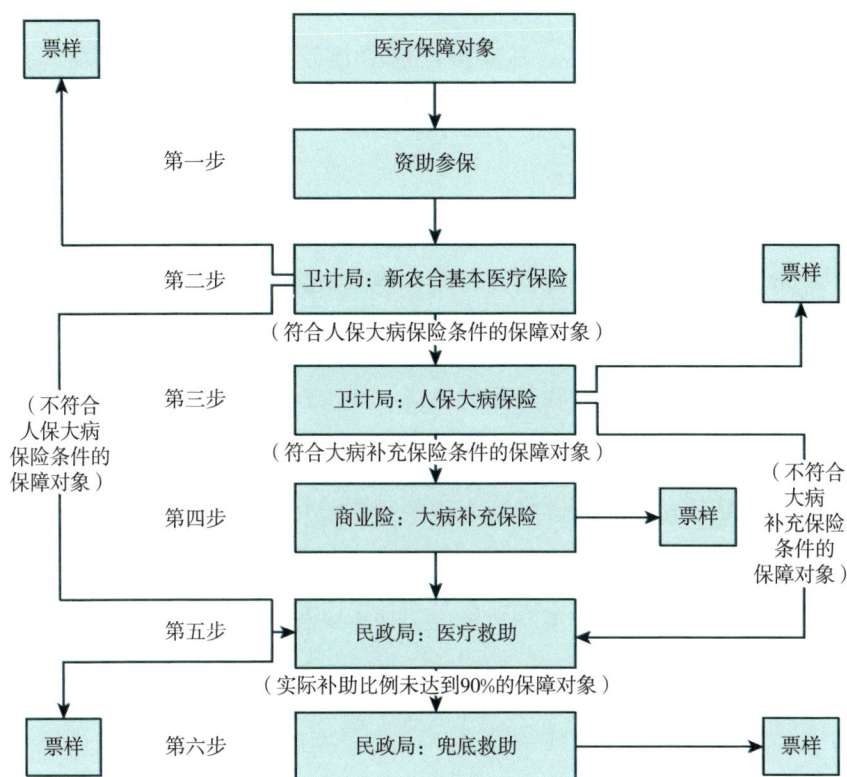

图 3-1　陕西省靖边县农村贫困人口医疗保障"六步走"流程

残疾人等群体。城乡基本医疗保险适用于除职工基本医疗保险应参保人员以外的其他所有城乡居民，重点关注符合条件的贫困人群。大病保险适用于城乡居民基本医疗保险参保人，重点关注符合条件的贫困人群。医疗救助适用于没有经济能力治病的贫困群体，重点关注农村建档立卡贫困人口、特困人群、低保对象、低收入家庭老年人、重度残疾人等群体。

（四）实施举措

1. 落实保障目录

（1）落实基本医疗保障三个目录

落实《基本医疗保险药品目录》，将国家医保目录谈判准入药品纳入医保支付范围，组织药品集中采购和使用试点。落实《基本医疗保险服务设施目录》。落实《基本医疗保险诊疗项目目录》，鼓励有条件的地区将互联网诊疗服务纳入医保支付范围，促进医药服务成本降低。

（2）动态调整基本医保药品目录

全面执行国家基本医保药品目录，将国家医保目录谈判准入药品纳入医保支付范围。立足基金承受能力，适应群众基本医疗需求、临床技术进步，调整优化医保目录，将临床价值高、经济性评价优良的药品、诊疗项目、医用耗材纳入医保支付范围，规范医疗服务设施支付范围。健全医保目录动态调整机制，完善医保准入谈判制度。合理划分中央与地方目录调整职责和权限，各地区不得自行制定目录或调整医保用药限定支付范围，逐步实现全国医保用药范围基本统一。建立医保药品、诊疗项目、医用耗材评价规则和指标体系，健全退出机制。

（3）关注特殊疾病医保保障

例如，减轻城乡居民高血压、糖尿病（以下简称"两病"）患者医疗费用负担，针对参加城乡居民基本医疗保险并采取药物治疗的"两病"患者，对"两病"患者门诊降血压或降血糖的药物，要按最新版国家基本医疗保险药品目录所列品种，优先选用目录甲类药品，优先选用国家基本药物，优先选用通过一致性评价的品种，优先选用集中招标采购中选药品。以二级及以下定点基层医疗机构为依托，对"两病"参保患者门诊发生的降血压、降血糖药品费用由统筹基金支付，政策范围内支付比例要达到50％以上[①]。

落实保障目录对应政策见表3-4。

---

① 中华人民共和国中央人民政府：《国家医保局　财政部　国家卫生健康委　国家药监局关于完善城乡居民高血压糖尿病门诊用药保障机制的指导意见》，2019－10－10，https：//www.gov.cn/zhengce/zhengceku/2019－10/10/content_5456422.htm。

表 3 - 4　落实保障目录对应政策

编号	政策名称	效力位阶	发文字号	发文时间
1	《国家医保局、财政部、国务院扶贫办关于印发〈医疗保障扶贫三年行动实施方案（2018—2020 年）〉的通知》（二）	部门规章	医保发〔2018〕18 号	2018.09.30
2	《国家医保局　财政部　国家卫生健康委　国家药监局关于完善城乡居民高血压糖尿病门诊用药保障机制的指导意见》	部门规章	医保发〔2019〕54 号	2019.09.16
3	《中共中央　国务院关于深化医疗保障制度改革的意见》（四）	党内法规制度	中发〔2020〕5 号	2020.02.25

2. 分类资助保费

（1）界定资助范围

各地医保部门落实资助参保范围，将农村建档立卡贫困人口作为医疗救助对象，把特困人员、城乡低保对象、符合条件的困难残疾人群等存在参保困难的群众纳入资助参保范围，确保基本医疗保险全覆盖。

（2）进行分类资助

对参加医疗保障个人缴费有困难的人群给予分类救助。一般来说，对特困人员参保缴费给予全额补贴，对农村建档立卡贫困人口、低保对象、返贫致贫人口等其他人群给予定额补贴。实践操作中补贴金额在不同地区存在区别，例如，2019 年北京市，对特困供养人员、残疾人员、低收入农户等 13 类困难人群保费全额补贴[①]；2020 年云南省镇雄县，对建档立卡贫困人口参加基本医疗保险和大病保险资助人均 180 元的定额补贴[②]。

资助缴纳保费对应政策见表 3 - 5。

---

① 中华人民共和国中央人民政府：《北京：13 类困难人群保费全额补贴》，2018 - 09 - 04，https://www.gov.cn/xinwen/2018 - 09/04/content_5319047.htm。

② 镇雄县人民政府：《镇雄县医疗保障类政策》，http://zx.gov.cn/zhenxiong/contents/5448/17594.html。

表 3－5　资助缴纳保费对应政策

编号	政策名称	效力位阶	发文字号	发文时间
1	《国家医保局、财政部、国务院扶贫办关于印发〈医疗保障扶贫三年行动实施方案（2018—2020年）〉的通知》（二）	部门规章	医保发〔2018〕18号	2018.09.30
2	《国家医疗保障局、财政部、国家卫生健康委、国务院扶贫办关于坚决完成医疗保障脱贫攻坚硬任务的指导意见》（三）	部门规章	医保发〔2019〕57号	2019.09.29
3	《国家医保局办公室、财政部办公厅、国家卫生健康委办公厅等关于高质量打赢医疗保障脱贫攻坚战的通知》（二）	部门规章	医保办发〔2020〕19号	2020.04.23
4	《国家医保局、财政部、国家税务总局关于做好2020年城乡居民基本医疗保障工作的通知》（一）	部门规章	医保发〔2020〕24号	2020.06.10

3. 基本医保制度

（1）个人缴费补贴

财政补贴的目的主要是确保所有居民，尤其是经济条件较差的人群，能够负担得起医疗保险的个人缴费部分，从而实现基本医疗保险的全覆盖。根据不同地区的经济发展水平、财政收入状况、医保基金的需求等因素，对个人缴费补贴的数额可能会有所不同。

（2）提升报销比例

在中国，提升基本医疗保险的报销比例是医疗保障体系改革的一个重要目标，旨在减轻参保人员的医疗负担，提高医疗保障的实效。实践操作中，基本医疗保险政策范围内的住院支付水平达到70％左右[①]。

---

① 中华人民共和国中央人民政府：《国务院新闻办就推进健康扶贫和医保扶贫、确保贫困人口基本医疗有保障有关情况举行发布会》，2020－11－21，https：//www.gov.cn/xinwen/2020－11/21/content_5563199.htm。

（3）推行门诊统筹

门诊统筹是基本医疗保险的一种待遇形式，它将参保人员的普通门诊费用纳入统筹基金的报销范围。即当参保人员在门诊接受治疗时，其费用将由基本医疗保险的统筹基金和个人共同承担。

基本医疗保险对应政策见表 3-6。

表 3-6　基本医疗保险对应政策

编号	政策名称	效力位阶	发文字号	发文时间
1	《国家卫生计生委、国务院扶贫办、国家发展改革委等关于实施健康扶贫工程的指导意见》（二）	部门规章	国卫财务发〔2016〕26 号	2016.06.20
2	《人力资源社会保障部、财政部关于做好 2017 年城镇居民基本医疗保险工作的通知》（二）	部门规章	人社部发〔2017〕36 号	2017.04.24
3	《国家医保局、财政部、人力资源社会保障部、国家卫生健康委员会关于做好 2018 年城乡居民基本医疗保险工作的通知》（二）（三）	部门规章	医保发〔2018〕2 号	2018.07.06
4	《医保局、财政部、税务总局关于加强和改进基本医疗保险参保工作的指导意见》（二）	部门规章	医保发〔2020〕33 号	2020.08.20

4. 大病保险制度

（1）拓展救助范围

根据 2017 年 1 月民政部等发布的《关于进一步加强医疗救助与城乡居民大病保险有效衔接的通知》，对经大病保险报销后仍有困难的低保对象、特困人员、建档立卡贫困人口、低收入重度残疾人等困难群众（含低收入老年人、未成年人、重病患者）实施重特大疾病医疗救助，积极探索做好因病致贫家庭重病患者救助工作。

（2）倾斜性支付政策

明确降低大病保险起付线、提高报销比例的量化要求，实施精准支付，提高困难群众受益水平。实践操作中，2019 年中国普惠性提高大病保险待遇水平，统一并降低大病保险起付线，明确按照上年人均可支配收入的 50% 确定，将政策范围内医疗费用报销比例由 50% 提高到 60%。同时，为筑牢防止困难群众因病致贫返贫的第二道防线，重点聚焦深度贫困地区和特殊贫困人口，巩固完善大病保险倾斜支付政策，对贫困人口实施起付线降低 50%、提高报销比例 5 个百分点，逐步提高并取消封顶线的"一降一升一取消"的倾斜支付政策[①]。

　　大病保险对应政策见表 3-7。

表 3-7　大病保险对应政策

编号	政策名称	效力位阶	发文字号	发文时间
1	《国家发展改革委、卫生部、财政部等关于开展城乡居民大病保险工作的指导意见》	部门规章	发改社会〔2012〕2605 号	2012.08.24
2	《国务院医改办关于加快推进城乡居民大病保险工作的通知》	部门规章	国医改办发〔2014〕1 号	2014.01.28
3	《国务院医改办、国家发展改革委、民政部等关于做好 2016 年城乡居民大病保险工作的通知》	部门规章	国医改办发〔2016〕2 号	2016.07.26
4	《民政部、财政部、人力资源社会保障部等关于进一步加强医疗救助与城乡居民大病保险有效衔接的通知》	部门规章	民发〔2017〕12 号	2017.01.16

5. 医疗救助制度

（1）拓展救助范围

　　根据 2015 年 4 月国务院办公厅制定的《关于进一步完善医疗救助制度全面开展重特大疾病医疗救助工作的意见》，要求逐步将低收入家庭的老年人、未成年人、重度残疾人和重病患者等困难群众，以及县级以上人

[①] 国家医疗保障局：《国家医疗保障局对十三届全国人大二次会议第 1676 号建议的答复》，2019-08-14，http：//www.nhsa.gov.cn/art/2019/8/14/art_26_1644.html。

民政府规定的其他特殊困难人员纳入救助范围。适当拓展重特大疾病医疗救助对象范围，积极探索对发生高额医疗费用、超过家庭承受能力、基本生活出现严重困难家庭中的重病患者实施救助的举措或办法。

（2）规范门诊救助

门诊救助的重点对象是因患慢性病需要长期服药或者患重特大疾病需要长期门诊治疗，导致自付费用较高的贫困人群。卫生部门对诊疗路径、病种进行明确，通过采取单病种付费等方式开展门诊救助。

（3）完善住院救助

重点救助对象在定点医疗机构发生的政策范围内的住院费用中，对经基本医疗保险、城乡居民大病保险及各类补充医疗保险、商业保险报销后的个人负担费用，在年度救助限额内按不低于70%的比例给予救助[①]。住院救助的年度最高救助限额由县级以上地方人民政府根据当地救助对象需求和医疗救助资金筹集等情况确定。定点医疗机构应当减免救助对象住院押金，及时给予救治。医疗救助经办机构要及时确认救助对象，并可向定点医疗机构提供一定额度的预付资金，方便救助对象看病就医。

（4）加大托底保障力度

完善重特大疾病医疗救助政策，分类分档细化农村贫困人口救助方案，确保年度救助限额内农村贫困人口政策范围内个人自付住院医疗费用救助比例不低于70%[②]。要求各地要合理调整医疗救助资金支出结构，稳步提高重特大疾病医疗救助资金支出占比。综合救助家庭经济状况、自付医疗费用、当地医疗救助筹资情况等因素，建立健全分类分段的梯度救助

[①]　国家医疗保障局：《国务院办公厅转发民政部等部门关于进一步完善医疗救助制度全面开展重特大疾病医疗救助工作意见的通知》，2015 - 04 - 21，http：//www.nhsa.gov.cn/art/2015/4/21/art_44_1116.html。

[②]　国家医疗保障局：《国家医保局、财政部、国务院扶贫办关于印发〈医疗保障扶贫三年行动实施方案（2018—2020 年）〉的通知》，2018 - 10 - 19，http：//www.nhsa.gov.cn/art/2018/10/19/art_78_3553.html。

模式，科学设定救助比例和年度最高救助限额，重点救助对象救助水平要高于其他救助对象；同一类救助对象，个人自付费用数额越大，救助比例越高。积极拓展重特大疾病医疗救助费用报销范围。

医疗救助对应政策见表3-8。

表3-8　医疗救助对应政策

编号	政策名称	效力位阶	发文字号	发文时间
1	《国务院办公厅转发民政部等部门关于进一步完善医疗救助制度全面开展重特大疾病医疗救助工作意见的通知》（二）（三）	行政法规	国办发〔2015〕30号	2015.04.21
2	《国家卫生计生委、国务院扶贫办、国家发展改革委等关于实施健康扶贫工程的指导意见》（二）	部门规章	国卫财务发〔2016〕26号	2016.06.20
3	《民政部、财政部、人力资源社会保障部等关于进一步加强医疗救助与城乡居民大病保险有效衔接的通知》（一）（二）	部门规章	民发〔2017〕12号	2017.01.16
4	《国家医保局、财政部、国务院扶贫办关于印发〈医疗保障扶贫三年行动实施方案（2018—2020年）〉的通知》（二）	部门规章	医保发〔2018〕18号	2018.09.30

（五）实施效果

1. 多次调整医保药品目录，基本形成目录动态调整机制

2020年国家医保药品目录调整后，共新增119种药品进入目录，另有29种原目录内药品被调出目录。调整后的《国家基本医疗保险、工伤保险和生育保险药品目录（2020年）》内药品总数为2 800种，其中西药1 426种，中成药1 374种。目录内中药饮片未作调整，仍为892种。

2020年，全国通过省级药品集中采购平台网采订单总金额初步统计为9 312亿元，比2019年下降601亿元。其中，西药（化学药品及生物制

品）7 521 亿元，中成药 1 791 亿元，分别比 2019 年下降 594 亿元和 7 亿元。医保目录内药品在网采订单总金额中占比 86.5%，金额为 8 052亿元。

2020 年，国家组织开展第二批、第三批药品集中带量采购，共覆盖 87 个品种，中选药品平均降价 53%，三批次的药品带量采购涉及 112 个品种，平均降幅 54%，全国总体节约（减少）费用 539 亿元。开展国家组织冠脉支架集中带量采购，中选价格从均价 1.3 万元左右下降至 700 元左右，总体可以减少基金和患者支出 100 多亿元。同时，各省普遍以独立或联盟方式开展药品、医用耗材集中带量采购，涉及 229 种药品、19 类医用耗材。

截至 2020 年底，针对"两病"门诊用药保障落地，7 200 万名"两病"患者享受待遇，基金支出 251 亿元，政策范围内报销比例 66%。

2. 贫困人口保障到位，基本医保应保尽保

2020 年全口径基本医保参保人数达到 136 100 万人，基本医保参保率稳定在 95% 以上，累计资助 7 837.2 万贫困人口（含动态调出）参加基本医疗保险，资助参保缴费支出 140.2 亿元，人均资助 178.9 元，贫困人口参保率稳定在 99.9% 以上。"三区三州"等深度贫困地区参保率达 100%，基本实现了贫困人口应保尽保[1][2][3]。

3. 三重保障梯次减负，提升综合保障成效

基本医疗保险待遇普惠提高，通过城乡居民医保制度整合，农村参保居民待遇总体提升，实现住院支付比例达到 70% 左右，门诊统筹支付

---

[1]　国家医疗保障局：《2020 年医疗保障事业发展统计快报》，2021 - 03 - 08，http：//www. nhsa. gov. cn/art/2021/3/8/art_7_4590. html。

[2]　中华人民共和国中央人民政府：《国务院新闻办就推进健康扶贫和医保扶贫、确保贫困人口基本医疗有保障有关情况举行发布会》，2020 - 11 - 21，https：//www. gov. cn/xinwen/2020 - 11/21/content_5563199. htm。

[3]　中国医疗保险公众号：《数说：国家医保局成立三周年成绩》，2021 - 06 - 02，https：//mp. weixin. qq. com/s/sJm0zf72003PNEcIe6kfpA。

50%，符合条件的门诊"两病"用药报销比例都达到了50%以上。大病保险向贫困人口倾斜，贫困人口起付线较普通居民降低50%，报销比例提高5个百分点，全面取消建档立卡贫困人口大病保险封顶线。同时，居民医保人均财政补助标准连年提高，并持续加大大病保险资金投入。医疗救助作为托底保障，实现贫困人口年度救助限额内政策范围内个人自付住院费用救助比例不低于70%，对负担仍较重的进一步加大救助力度给予倾斜救助。全国平均次均门诊救助106元，全国平均次均住院救助1 151元，门诊和住院救助达5 621万人次，支出达306亿元，各项医保扶贫政策累计惠及贫困人口就医1.8亿人次，减轻贫困人口医疗费用负担1 188.3亿元。

通过三重保障制度实现综合梯次减负，2018年以来，贫困人口经基本医保、大病保险、医疗救助三重制度保障后住院和门诊慢特病费用实际报销比例稳定在80%左右，医保政策累计惠及贫困人口5.3亿人次，帮助减轻医疗负担超3 600亿元，帮助近1 000万户因病致贫返贫群众脱贫。

同时，重点关注深度贫困地区。2019年，中央财政投入医疗救助补助资金达245亿元，其中90%流向中西部贫困地区。针对334个深度贫困县，经三重制度综合保障后，贫困人口住院医疗费用报销比例2020年达80.5%，较2019年上升2.3个百分点，贫困人口门诊慢特病医疗费用报销比例2020年达76.2%[1][2][3]。

① 中国医疗保险公众号：《数说扶贫｜医保都做了什么？》，2020-10-27，https://mp. weixin.qq.com/s/VXGLyisaE9BwzIfM2E1Gaw。

② 国家医疗保障局：《2020年医疗保障事业发展统计快报》，2021-03-08，http://www. nhsa.gov.cn/art/2021/3/8/art_7_4590.html。

③ 中华人民共和国中央人民政府：《国务院新闻办就推进健康扶贫和医保扶贫、确保贫困人口基本医疗有保障有关情况举行发布会》，2020-11-21，https://www.gov.cn/xinwen/2020-11/21/content_5563199.htm。

（六）典型案例

案例 3 - 1：

2020 年四川省阿坝州城乡居民基本医疗保险补贴①

（对应举措：分类资助保费）

2020 年四川省阿坝州城乡居民基本医疗保险个人缴费标准为第一档 250 元/（人·年），第二档 400 元/（人·年），而针对阿坝州户籍的特殊困难群体参加城乡居民基本医疗保险，由政府按照第一档缴费标准给予补助，个人选择第二档标准的缴费差额部分由本人承担。

1. 全额补助对象

①城乡特困供养人员；

②社会散居孤儿；

③纳入城乡最低生活保障的重度残疾人（持第二代《中华人民共和国残疾证》等级为Ⅰ、Ⅱ残疾）和重度精神病人（持第二代《中华人民共和国残疾证》等级为Ⅰ、Ⅱ残疾）；

④城乡重点优抚对象。

2. 部分补助对象

城乡居民最低生活保障对象（除纳入城乡最低生活保障的重度残疾人及重度精神病人）个人缴费部分定额补助 60 元。

3. 建档立卡贫困人口

建档立卡贫困人口参加城乡居民基本医疗保险缴费按相关规定办理。

---

① 案例来源：四川税务公众号：《2020 年阿坝州城乡居民基本医疗保险费怎么缴？看过来》，https：//mp. weixin. qq. com/s/-03eArSeWrNBzlTdfBR4Ow。

案例 3－2：

河南：构建"3＋3＋N"健康扶贫医疗医保救治体系①

（对应举措：基本医疗保险、大病保险、医疗救助）

1. 案例背景

河南省是全国脱贫攻坚任务较重的省份之一。2016 年底，全省建档立卡贫困人口为 317.4 万人，其中因病致贫、因病返贫人口为 162.1 万人，占比达到 51%，患病成为河南省农村家庭致贫返贫的首要因素。

2. 案例内容

（1）"三重医保"保基本

一是基本医保全覆盖。实行资助贫困人口参加基本医疗保险政策，对于特困人员给予全额资助，对于低保对象和建档立卡贫困人口给予不低于 30 元的定额资助，确保贫困人口 100% 参加基本医保，实现应保尽保。

二是基本医保、大病保险向贫困人口倾斜。脱贫攻坚期内，对参加基本医保的贫困人口，将门诊慢性病病种增加到 15 种以上，门诊重特大疾病病种增加到 25 种以上，门诊费用政策范围内报销比例达到 85%（表 3－9）。同时，大病保险对贫困人口实行"一降一提高"倾斜政策。

三是实施困难群众大病补充保险制度。2016 年 12 月，河南省政府办公厅印发《关于开展困难群众大病补充医疗保险工作的实施意见（试行）》，明确脱贫攻坚期内，困难群众大病保险的报销标准（表 3－10）。

---

① 案例来源：国家发展改革委公众号：《社会领域公共服务助力脱贫攻坚案例连载 | 河南：构建"3＋3＋N"健康扶贫医疗医保救助体系　筑牢贫困人口医疗托底保障网》，https://mp.weixin.qq.com/s/12H8l85yJ11oHtRxIkXOhg。

表 3 - 9　贫困人口大病保险报销标准

费用类型	起付线	报销比例		封顶线
贫困人口大病保险	0.55 万元	0.55 万～10 万元（含 10 万元） 85%	10 万元以上 95%	无

表 3 - 10　困难群众大病保险的报销标准

费用类型	起付线	报销比例					封顶线
符合报销范围的个人自付医疗费用	0.3 万元	0.3 万～0.5 万元（含 0.5 万元） 30%	0.5 万～1 万元（含 1 万元） 40%	1 万～1.5 万元（含 1.5 万元） 50%	1.5 万～5 万元（含 5 万元） 80%	5 万元以上 90%	无

（2）"三重救助"作补充

一是实施医疗救助。将建档立卡贫困人口全部纳入医疗救助范围，确保应救尽救。对终末期肾病、血友病等 9 个病种实施门诊救助，救助比例为年度限额内门诊医疗费用的 10%，最高救助限额每人每年 5 000 元。住院救助标准如表 3 - 11 所示。

表 3 - 11　住院医疗救助标准

救助对象	建档立卡贫困人口、农村低保对象	散供养农村特困人员	集中供养农村特困人员	患重特大疾病的重点救助对象
年度救助比例	限额内不低于 70%	限额内不低于 80%	限额内不低于 90% 年度最高救助限额每人 1 万元	限额内不低于 70% 年度最高救助限额每人 2 万元

二是实施疾病应急救助。对重点关注人群因突发事件和意外事故造成人身伤害的，给予疾病应急救助。

三是实施慈善救助。通过彩票公益基金、中国扶贫志愿服务促进会和中国残疾人福利基金会等筹集资金，对特殊病种患者实施救助。同时，鼓励和引导社会公益组织、爱心人士和医疗机构为贫困患者提供慈善救助。

3. 案例成效

河南省建立了"3＋3＋N"健康扶贫多重医疗救助体系，依托基本医保、大病保险、困难群众大病补充保险和医疗救助等基本医疗保障制度，全省贫困人口合规医疗费用报销比例由 2016 年的 52.25％提高到 2020 年 10 月底的 92.78％，贫困人口医疗费用负担明显减轻，有效解决了贫困人口"不敢看病""看不起病"的难题。

案例 3－3：

青海 53.9 万建档立卡贫困人口实现"应保尽保"[①]

（对应举措：落实保障目录、基本医疗保险、大病保险、医疗救助）

1. 案例背景

青海省认真贯彻落实党中央、国务院坚决打赢脱贫攻坚战的战略部署，将健康扶贫作为一项重要政治任务，举全系统之力，精准施策、精准推进，健康扶贫工作取得了阶段性重大成效，因病致贫返贫存量明显减少，增量得到有效遏制。

2. 案例内容

青海省医保系统通过定额资助参保，将贫困人口全部纳入基本医保、大病保险、医疗救助三重制度保障范围，有效防止了贫困人口患病后致贫返贫风险，建立贫困人口数据"日比对""周对接"机制，摸实贫困人口数，实现了台账信息准、贫困人口底数清，使贫困人口参保"不落一户、不漏一人"。

---

① 案例来源：中国新闻网：《青海 53.9 万建档立卡贫困人口实现"应保尽保"》，2020－12－28，https：//www.chinanews.com.cn/gn/2020/12－28/9373274.shtml。

同时，青海省出台大病保险倾斜政策，将建档立卡贫困人口大病保险起付线由 5 000 元降至 3 000 元，报销比例由 80％提高到 90％，不设封顶线；农牧区贫困患者住院医疗费用经基本医保、大病保险报销及医疗救助后，剩余医疗费用（含自费）超出总费用 10％的部分，由医疗救助资金进行全额兜底救助，实际报销比例达 90％，发挥了三重制度综合保障、梯次减负功能。还将血友病等 4 类重特大疾病报销限额由原来的 1 万元提高至 10 万元，其他 22 类病种报销限额由 2 000 元提高至 3 000～5 000 元；通过降低鉴定门槛，扩大鉴定范围，优化经办流程等措施，实现就医全覆盖无死角，确保了符合门诊特慢病和"两病"准入条件的贫困患者全部纳入保障范围。

此外，在健全贫困人口动态数据对接机制的基础上，为贫困人口全年开通"绿色通道"，实现了参保和待遇支付"随时办""及时办"；并优化异地就医直接结算流程，简化备案手续，扩大异地就医直接结算覆盖范围，与全国 30 个省份开通了结算业务，将省内 1 115 家定点医疗机构纳入全国异地就医直接结算信息平台，解决了贫困人口"跑腿、垫资"问题。

3. 案例成效

截至 2020 年底，青海全省 454.73 万人参加城乡居民基本医疗保险，户籍人口参保率达到 95％。2018—2020 年，医保扶贫政策累计惠及贫困人口 53.9 万人；资助贫困人口参加城乡居民基本医疗保险，累计投入资助资金 4.41 亿元；帮助减轻贫困人口医疗费用负担 25.32 亿元（其中，门诊 1.68 亿元、住院 14.53 亿元、医疗救助 9.11 亿元），实现了建档立卡贫困人口"应保尽保"。

◎ 第四章　深化医疗质量提升，解决"看不好病"的问题

一、实行分类分批救治，"三个一批"精准覆盖

（一）内涵界定

实行分类分批救治，"三个一批"精准覆盖具体举措包括"大病集中救治一批""慢病签约服务管理一批""重病兜底保障一批"。该政策工具属于激励性工具，通过政策制定、财政投入、经费支出等手段，实现因病施策、精准到病，为贫困地区大病、慢病、重病患者提供相应的医疗服务和康复治疗，减轻该群体医疗费用压力，保障其疾病得到高效诊疗。

（二）针对问题

为了有效防控因病致贫、因病返贫问题，在进一步调查核实农村贫困人口患病情况的基础上，按照"大病集中救治一批、慢病签约服务管理一批、重病兜底保障一批"的要求，组织对患有大病和长期慢性病的贫困人口实行分类分批救治，进一步推动健康扶贫落实到人、精准到病（图4-1）。

（三）适用条件

1. 适用地区

主要针对国家级贫困县、连片特困地区等。

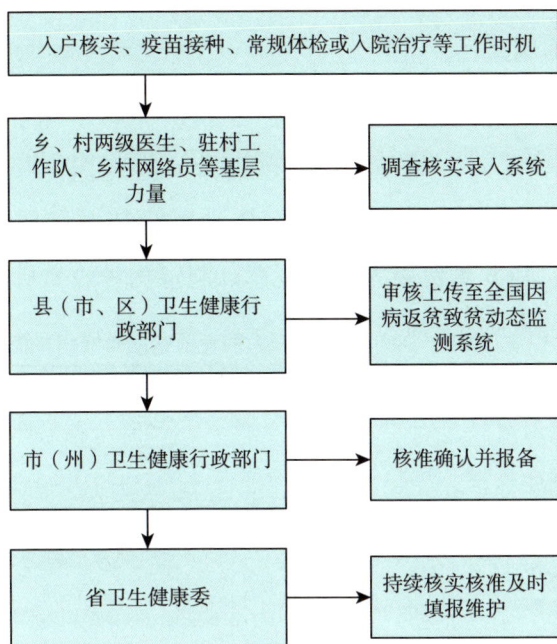

图4-1　农村贫困人口患病情况核实核准工作流程

2. 适用人群

主要针对农村贫困人口，具体包括农村建档立卡贫困人口、低保对象、特困人员和贫困残疾人等。

（四）实施举措

1. 大病集中救治一批

（1）确定定点医院

各省级卫生计生行政部门要会同民政、人力资源和社会保障等部门按照保证质量、方便患者、管理规范的原则，确定大病集中救治定点医院。

（2）确定诊疗方案

省级卫生计生行政部门要根据国家卫生计生委已发布的相关诊疗指南

规范和临床路径，结合实际情况，制订符合当地诊疗服务能力、具体细化的诊疗方案和临床路径。

（3）确定单病收费标准

根据 2017 年 1 月实施的《关于推进按病种收费工作的通知》相关要求，以医疗服务合理成本为基础，体现医疗技术和医务人员劳务价值，参考既往实际发生费用等进行测算，制定病种收费标准（表 4-1）。

表 4-1　2016—2020 年各地区大病专项救治新增病种统计

项目	2016 年	2017 年	2018 年	2019 年	2020 年
区域	在安徽、贵州等 8 省（自治区）启动了农村贫困人口大病专项救治试点工作	全面推开至全国有脱贫攻坚任务的各省份	全国有脱贫攻坚任务的各省份	全国有脱贫攻坚任务的各省份	全国有脱贫攻坚任务的各省份
新增病种	儿童先天性心脏房间隔缺损、室间隔缺损（后将两者合并为儿童先心病）、儿童急性淋巴细胞白血病、儿童急性早幼粒细胞白血病（后将两者合并为儿童白血病）、食管癌、胃癌、结肠癌、直肠癌、终末期肾病	肺癌、肝癌、急性心肌梗死、白内障、尘肺、神经母细胞瘤、儿童淋巴瘤、骨肉瘤、血友病、地中海贫血、唇腭裂、尿道下裂、乳腺癌、宫颈癌	耐多药结核病、脑卒中、慢性阻塞性肺气肿、艾滋病机会感染	膀胱癌、卵巢癌、肾癌、重性精神疾病、风湿性心脏病

大病集中救治一批对应政策见表 4-2。

表 4-2　大病集中救治一批对应政策

编号	政策名称	效力位阶	发文字号	发文时间
1	《国家卫生计生委、国务院扶贫办、国家发展改革委等关于实施健康扶贫工程的指导意见》（二）	部门规章	国卫财务发〔2016〕26 号	2016.06.20
2	《国家发展改革委、国家卫生计生委、人力资源社会保障部关于推进按病种收费工作的通知》	部门规章	发改价格〔2017〕68 号	2017.01.10

（续）

编号	政策名称	效力位阶	发文字号	发文时间
3	《国家卫生计生委、民政部、财政部等关于印发健康扶贫工程"三个一批"行动计划的通知》（二）	部门规章	国卫财务发〔2017〕19号	2017.04.12
4	《国家卫生健康委、国家发展改革委、财政部等关于印发健康扶贫三年攻坚行动实施方案的通知》（二）	部门规章	国卫财务发〔2018〕38号	2018.10.17

2. 慢病签约服务管理一批

（1）建立贫困人口健康卡

为每位农村贫困人口发放一张健康卡，置入健康状况和患病信息，与健康管理数据库保持同步更新。落实基本公共卫生服务项目，以县为单位，为符合条件的农村贫困人口每年开展1次健康体检。

（2）实行家庭医生签约服务

组织乡镇卫生院医生或村医与农村贫困家庭进行签约，鼓励县级医院医生与乡、村两级医务人员组成医生团队与贫困家庭签约，按照高危人群和普通慢病患者分类管理，为贫困人口提供公共卫生、慢病管理、健康咨询和中医干预等综合服务（图4-2）。

（3）开展健康管理

乡镇卫生院等基层医疗卫生机构在县级医院指导下，根据农村贫困家庭慢性病患者病情安排个性化健康管理，每年按管理规范安排面对面随访，询问病情，检查并评估心率、血糖和血压等基础性健康指标，在饮食、运动、心理等方面提供健康指导。

慢病签约服务管理一批对应政策见表4-3。

3. 重病兜底保障一批

（1）倾斜性精准支付政策

通过对医疗支付方式进行倾斜，使得更多的医疗资源向基层倾斜，尤其是向农村和贫困地区倾斜，以促进医疗资源的均衡分配。对符合条件的农村贫困人口在起付线、报销比例等方面给予重点倾斜。

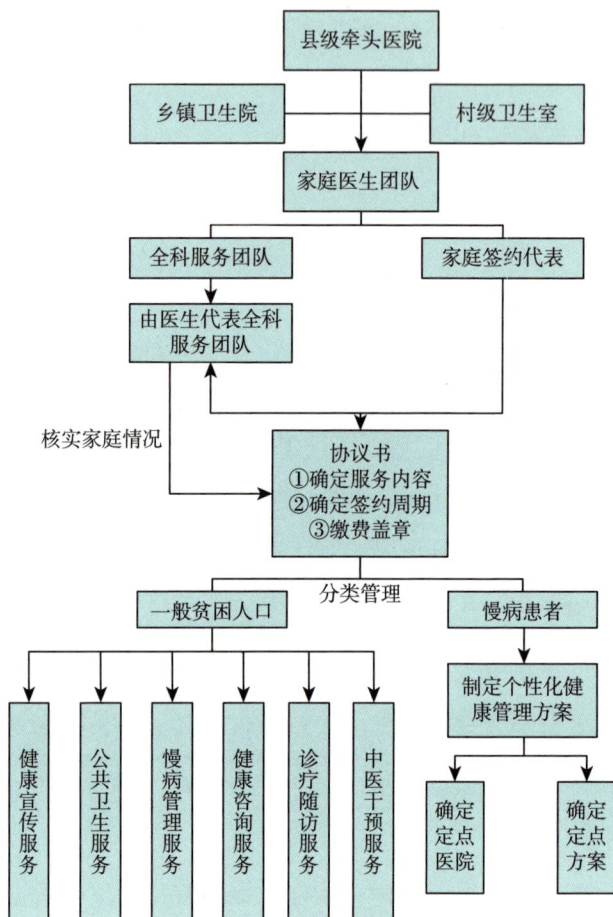

图 4-2　家庭医生签约服务流程

表 4-3　慢病签约服务管理一批对应政策

编号	政策名称	效力位阶	发文字号	发文时间
1	《国家卫生计生委、国务院扶贫办、国家发展改革委等关于实施健康扶贫工程的指导意见》（二）	部门规章	国卫财务发〔2016〕26 号	2016.06.20

（续）

编号	政策名称	效力位阶	发文字号	发文时间
2	《国家卫生计生委、民政部、财政部等关于印发健康扶贫工程"三个一批"行动计划的通知》（二）	部门规章	国卫财务发〔2017〕19 号	2017.04.12
3	《中共中央　国务院关于打赢脱贫攻坚战三年行动的指导意见》（三）	部门规章	民发〔2018〕91 号	2018.06.15
4	《国家卫生健康委、国家发展改革委、财政部等关于印发健康扶贫三年攻坚行动实施方案的通知》（二）	部门规章	国卫财务发〔2018〕38 号	2018.10.17

（2）落实"一站式"结算

贫困人口县域内住院先诊疗后付费，贫困患者只需在出院时支付自付医疗费用。推动城乡居民基本医疗保险经办机构、大病保险承办机构、医疗救助经办机构、医疗机构之间基本信息共享、互联互通，相关医保、救助政策在定点医院通过同一窗口、统一信息平台完成"一站式"结算，为群众提供方便快捷服务。

（3）动员社会力量救助

充分发挥慈善医疗救助作用，鼓励支持相关公益慈善组织通过设立专项基金等形式，开展重特大疾病专项救助。

重病兜底保障一批对应政策见表 4-4。

表 4-4　重病兜底保障一批对应政策

编号	政策名称	效力位阶	发文字号	发文时间
1	《国家卫生计生委、国务院扶贫办、国家发展改革委等关于实施健康扶贫工程的指导意见》（二）	部门规章	国卫财务发〔2016〕26 号	2016.06.20
2	《国家卫生计生委、民政部、财政部等关于印发健康扶贫工程"三个一批"行动计划的通知》（二）	部门规章	国卫财务发〔2017〕19 号	2017.04.12
3	《中共中央　国务院关于打赢脱贫攻坚战三年行动的指导意见》（三）	部门规章	民发〔2018〕91 号	2018.06.15

（五）实施效果

截至 2020 年 10 月底，大病专项救治病种扩大至 30 种，累计救治 289 万人，累计分类救治 1 900 多万名贫困患者。建档立卡慢病贫困人口基本实现家庭医生签约服务"应签尽签"，全国重点人群家庭医生签约率从 2015 年的 28.33％增加到 2020 年的 75.46％[①]。

（六）典型案例

案例 4-1：

内蒙古自治区奈曼旗：健康扶贫"三兜底"祛除病根拔穷根[②]

（对应举措：大病集中救治一批、慢病签约服务管理一批、重病兜底保障一批相关措施）

1. 案例背景

2017 年初，中国内蒙古自治区奈曼旗（以下简称奈曼旗）因病致贫人口占到建档立卡贫困户总数的 43％。为有效阻断因病致贫、因病返贫的恶性循环，奈曼旗制定出台了健康扶贫"三兜底"惠民政策，不断加大医疗设施建设力度，提升医疗服务质量，增强贫困群众患病保障能力。

2. 案例内容

大病患者救治全兜底。确定奈曼旗级医院为大病救治定点医院，与区内、区外三级医院建立医联体，对经二级及以上医疗机构确诊的患有

---

① 中国政府网：《国家卫生健康委员会 2021 年 7 月 23 日新闻发布会文字实录》，2021-07-23，http://www.nhc.gov.cn/xcs/s3574/202107/ea10acafc7d1493d820f6789c51cf571.shtml.

② 案例来源：内蒙古自治区卫生健康委员会官网：《奈曼旗关于健全和完善健康扶贫"三兜底"保障的实施意见》，http://wjw.nmg.gov.cn/zwgk/xxgk/zdlyxxgk/jkfp/jkfpzc/201806/t20180604_1464681.html；人民网：《内蒙古奈曼旗"三兜底"分类救治实现健康脱贫》，2019-01-10，http://gongyi.people.com.cn/n1/2019/0110/c424402-30515749.html.

儿童心脏病、白血病以及部分癌症等 9 种大病的建档立卡贫困人口进行集中救治，产生的医疗费用经医保、商业保险、民政救助核销后，剩余部分由奈曼旗政府健康扶贫基金兜底核销。

重病患者 3 000 元以上全兜底。建档立卡贫困人口年度内在公立医疗机构住院费用经医保、商业保险、民政救助等部门核销后，自付费用超出 3 000 元的部分由奈曼旗政府健康扶贫基金兜底核销。

慢病患者 100 元以上全兜底。对医保管理的 34 种慢性病和奈曼旗高发的 22 种慢性病实行家庭医生签约、送医送药管理，用药报销取消起付线，个人自付 5%，个人年度自付超过 100 元以上部分全部由健康扶贫基金兜底核销。

3. 案例成效

2018 年，奈曼旗 9 种大病患者住院救治 615 人次、药费总额 865.37 万元，100% 核销，新增 5 种大病住院救治 113 人次、药费总额 196.21 万元，核销 189.05 万元，报销比例 96.35%；重病患者医疗费用核销 281 人次、药费总额 1 236.94 万元，核销 1 183.62 万元，自付比例 4.31%。救治慢病患者 5 469 人次，报销比例达 95%。

奈曼旗抽调内科、外科、妇科、儿科、中蒙医专家 21 人、医护人员 288 人，组成村屯医疗服务团队 96 个，开展免费义诊、巡诊活动，加强重点人群和慢病患者日常管理，关注建档立卡贫困人口健康状况，为贫困患者制定治疗方案。开展健康教育"五进"宣传活动，建立扶贫宣传栏 490 个，举办健康讲座及咨询活动 726 次，倡导群众养成科学健康的生活方式和习惯，提升群众健康素质和生活质量。

二、完善分级诊疗制度，实现高效高质量诊疗

（一）内涵界定

完善分级诊疗制度，实现高效高质量诊疗具体举措包括"基层首诊""双向转诊""急慢分治""上下联动"。其中"基层首诊"属于激励性工具和能力建设工具，由政府采取相关举措扶持基层医疗机构提升医疗卫生服务能力，鼓励并逐步规范常见病、多发病患者首先到基层医疗卫生机构就诊；"双向转诊"属于系统变革政策工具，各级医疗机构通过明确各级职责、建立转诊机制，促进医疗系统高效运行。"急慢分治"属于能力建设政策工具；"上下联动"属于能力建设政策工具。

（二）针对问题

针对农村地区基层医疗高水平医务人才匮乏、药品配置不足、设施和环境较差、医疗服务质量难以保证，以及各级、各类医疗系统间协作性不强，疾病诊疗效率较低等问题。

（三）适用条件

1. 适用地区

适用于中国所有地区。

2. 适用人群

面向对象主要包括感冒、支气管炎等常见病、多发病患者；高血压、糖尿病等慢性病患者；脑功能衰竭、恶性肿瘤等疑难病、重危病患者。

（四）实施举措

1. 常见病、多发病实现基层首诊

（1）多渠道培养全科医生

通过基层在岗医师转岗培训、全科医生定向培养、提升基层在岗医师学历层次等方式，多渠道培养全科医生，发挥全科医生的居民健康"守门人"作用。

（2）提高基层常规手术能力

强化乡镇卫生院基本医疗服务功能，提升其急诊抢救、二级以下常规手术、正常分娩、高危孕产妇筛查、儿科等医疗服务能力，使常见病、多发病在基层得到高效率的首诊。

（3）提升县级公立医院综合能力

加强县级公立医院临床专科建设，重点加强县域内常见病、多发病相关专业，以及传染病、精神病、急诊急救、中医、康复等临床专科建设，将县域内就诊率提高到90%左右，基本实现"大病不出县"。

常见病、多发病实现基层首诊对应政策见表4-5。

表4-5 基层首诊对应政策

编号	政策名称	效力位阶	发文字号	发文时间
1	《国务院办公厅关于印发全国医疗卫生服务体系规划纲要（2015—2020年）的通知》（六）	行政法规	国办发〔2015〕14号	2015.03.06
2	《国务院办公厅关于推进分级诊疗制度建设的指导意见》（二）	行政法规	国办发〔2015〕70号	2015.09.08
3	《中共中央 国务院关于打赢脱贫攻坚战三年行动的指导意见》（三）	部门规章	民发〔2018〕91号	2018.06.15

2. 疑难病、罕见病畅通双向转诊

（1）实行上转诊疗制度

上转诊疗是中国分级诊疗体系中的一个重要环节，是将患者从基层医疗机构转诊至更高级别的医疗机构。通常对于不能确诊的疑难复杂病例、疾病诊

治超出医疗机构核准诊疗登记科目的病例、急性传染病病人及原因不明的传染病人、精神障碍疾病的急性发作期病例以及其他无法医治的病人实行上转诊疗。

（2）实行下转诊疗制度

下转诊疗制度是指患者在病情稳定后，会从高级别的医院（如三级医院）转诊至基层医疗机构（如社区卫生服务中心），进行后续的康复和健康管理。通常对于急性治疗病情稳定，需要继续康复治疗的病人、诊断明确不需要特殊治疗的病人以及需要长期治疗的慢性病人等实行下转诊疗。

（3）优化转诊流程

设立专门的转诊中心，统筹转诊事宜。制定明确的转诊指南和标准化的转诊流程。开发在线转诊平台，实现各级医疗机构之间的信息共享和良好沟通，提高转诊效率（图4-3）。

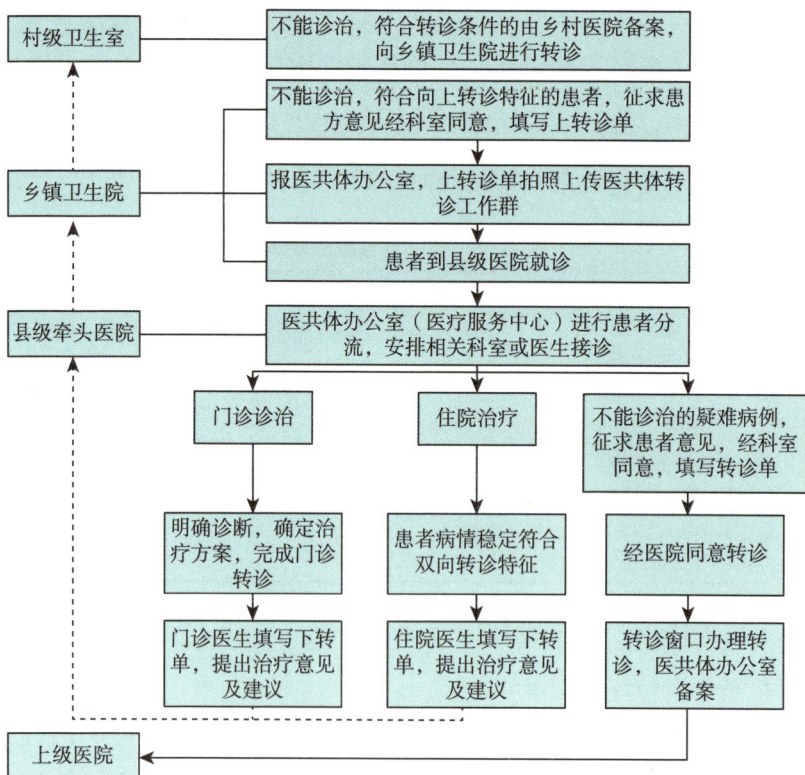

图4-3 双向转诊流程

3. 亚急性、慢性病落实急慢分治

（1）明确各级医疗机构的功能定位

三级医院主要承担急危重症和疑难复杂疾病的诊疗任务，二级医院则侧重于常见病、多发病的诊疗以及康复医疗服务，基层医疗卫生机构则主要负责常见病、多发病的门诊和健康管理，以及慢性病患者的稳定期治疗、康复和护理等工作。

（2）制定急慢分诊标准和流程

根据疾病的性质、严重程度和患者的具体情况，制定明确的急慢分诊标准和流程。对于急性病症或病情较重的患者，应优先安排到高级别的医疗机构进行诊疗；对于慢性病症或病情稳定的患者，则可以引导到基层医疗卫生机构进行管理和治疗。

（3）利用信息化手段提高分诊效率

借助互联网、大数据等信息化手段，建立患者健康档案和医疗信息共享平台。通过远程医疗、电子病历等技术手段，实现医疗信息的快速传递和共享，提高急慢分诊的效率和准确性。

疑难病、罕见病畅通双向转诊对应政策见表4-6。

表4-6 双向转诊对应政策

编号	政策名称	效力位阶	发文字号	发文时间
1	《卫生部办公厅关于确定康复医疗服务分级医疗双向转诊试点重点联系城市的通知》	部门规章	卫办医政函〔2012〕180号	2012.03.02
2	《国务院办公厅关于全面推开县级公立医院综合改革的实施意见》（二）	行政法规	国办发〔2015〕33号	2015.04.23
3	《国务院办公厅关于推进分级诊疗制度建设的指导意见》（三）	部门规章	国办发〔2015〕70号	2015.09.08
4	《国家卫生健康委、国家发展改革委、财政部等关于印发健康扶贫三年攻坚行动实施方案的通知》（六）	部门规章	国卫财务发〔2018〕38号	2018.10.17

亚急性、慢性病落实急慢分治对应政策见表4-7。

表4-7 急慢分治对应政策

编号	政策名称	效力位阶	发文字号	发文时间
1	《国务院办公厅关于印发全国医疗卫生服务体系规划纲要（2015—2020年）的通知》（六）	行政法规	国办发〔2015〕14号	2015.03.06
2	《国务院办公厅关于推进分级诊疗制度建设的指导意见》（一）	部门规章	国办发〔2015〕70号	2015.09.08
3	《中共中央 国务院关于打赢脱贫攻坚战三年行动的指导意见》（三）	部门规章	民发〔2018〕91号	2018.06.15

4. 常交流、促协作实现上下联动

（1）医疗资源开放共享

整合二级以上医院现有的检查检验、消毒供应中心等资源，向区域内基层医疗卫生机构和慢性病医疗机构开放。

（2）检验机构间结果互认

推进同级医疗机构间以及医疗机构与独立检查检验机构间检查检验结果互认，加强医疗质量控制。

（3）医疗机构信息共享

建立区域性医疗卫生信息平台，实现电子健康档案和电子病历的连续记录以及不同级别、不同类别医疗机构之间的信息共享。

（4）提升远程医疗服务能力

鼓励二、三级医院向基层医疗卫生机构提供远程会诊、远程病理诊断、远程影像诊断、远程心电图诊断、远程培训等服务。

（5）建立分工协作机制

加强县级公立医院对乡镇卫生院的支持指导，探索建立县级公立医院和基层医疗卫生机构医务人员定期交流轮岗的工作机制，实行统一招聘、统一管理、统一使用、统一培养的人员管理体制。

常交流、促协作实现上下联动对应政策见表 4-8。

表 4-8　上下联动对应政策

编号	政策名称	效力位阶	发文字号	发文时间
1	《国务院关于促进健康服务业发展的若干意见》（二）	行政法规	国发〔2013〕40 号	2013.09.28
2	《国务院办公厅关于全面推开县级公立医院综合改革的实施意见》（九）	行政法规	国办发〔2015〕33 号	2015.04.23
3	《国务院办公厅关于推进分级诊疗制度建设的指导意见》（二）	部门规章	国办发〔2015〕70 号	2015.09.08
4	《国家卫生健康委、国家发展改革委、财政部等关于印发健康扶贫三年攻坚行动实施方案的通知》（六）	部门规章	国卫财务发〔2018〕38 号	2018.10.17

（五）实施效果

经过"十三五"时期（2016—2020 年）的建设和发展，分级诊疗制度有效推进，截至 2020 年底，达到服务能力标准的基层医疗卫生机构占比达到 53％，全国累计建成社区医院 2 600 余家，重点人群的家庭医生签约率从 2015 年的 28.33％增加到 2020 年的 75.46％，全国县域内就诊率达到 94％，比 2015 年同期增长 10％；双向转诊更加有序，特别是患者下转的人次逐年增加，年均增长率达到 38.4％；急慢分治初见成效，日间手术试点病种已经达到 120 种，"五大中心"建设累计超过 1.4 万个；上下联动在不断增强，各种模式医联体超过 1.5 万个，为实现一体化、同质化的医疗服务提供了有力支撑[①]。

---

① 中国政府网：《国家卫生健康委员会 2021 年 7 月 23 日新闻发布会文字实录》，2021 - 07 - 23，http：//www.nhc.gov.cn/xcs/s3574/202107/ea10acafc7d1493d820f6789c51cf571.shtml。

（六）典型案例

案例 4 - 2：

北京市中关村华医研究院推广健康扶贫智慧分级诊疗平台①

（对应举措：基层首诊、双向转诊、急慢分治、上下联动相关措施）

1. 案例背景

2016 年 3 月，北京市中关村华医移动医疗技术创新研究院为中国河北省围场满族蒙古族自治县（以下简称围场）免费搭建分级诊疗平台，借助互联网实现全县医生资源的整合及再分配，依托县医院医生资源服务于全县各乡镇卫生院及村卫生室，从而保障基层村民，特别是贫困人口享有基本医疗卫生服务，防止因病致贫、因病返贫。

2. 案例内容

健康扶贫智慧分级诊疗平台建设使用。该系统于 2016 年 3 月在围场首先得到建设使用，项目由华医研究院为围场县免费搭建，共计投入 1 500 余万元。该项目在围场县医院建立县域心电、影像诊断中心，各基层医疗机构在该系统的帮助下，实现了由基层医疗机构进行检查，县域诊断中心医生提供远程诊断，疑难病例由华医研究院全国大数据中心高端专家会诊。

借助互联网实现全县医生资源的整合及再分配。让基层群众在家门口就能够享受到上级医疗机构医生服务，并明显降低患者就医成本，同时提升基层医疗服务能力，减少进京就诊人数，真正实现了数据共享、片子互认、结果互认，助力分级诊疗体系建设。

---

① 案例来源：人民网：《中关村华医研究院积极探索扶贫新模式》，2019 - 03 - 01，http：//gongyi. people. com. cn/n1/2019/0301/c 424402 - 30952745. html。

"信息多跑路，患者少跑腿"。围场县医院影像基地的诊断医师在县卫生局进行了备案，全系统、全域内诊疗服务是同质化的，诊疗结果共享共认。通过建立这种机制，解决了医师定点执业、患者诊疗不方便的问题。同时，通过基层的影像、心电，能够及时发现一些重症，及时转到县级医院，县医院和基层卫生院之间都有绿色的转诊通道，可以直接转诊到县级技术中心。

3. 案例成效

截至 2019 年，围场县内 39 个乡镇卫生院全部参与该项目，包括县医院、县中医院、妇幼保健院、36 所乡镇卫生院及部分村卫生室，参与诊断服务的医护人员共计 22 人。项目完成了心电病例 10 412 例，其中阳性病例为 5 948 例，阳性率为 57.13%，一小时诊断率为 87.89%；完成影像病例 20 669 例，一小时诊断率为 42.33%，73.04% 的患者在三小时内完成诊断。预估为病人节省看病费用 400 余万元。

三、对口帮扶软性条件，全面提升医疗水平

（一）内涵界定

对口帮扶软性条件，全面提升医疗水平具体举措包括"带教一批专业人才""传授先进医疗技术""优化医院管理架构"。其中，"带教一批专业人才""传授先进医疗技术"属于能力建设工具，通过人力、技术等资源投入，促进贫困县医院医疗人才队伍的建设，提升贫困县医院医疗服务水平。"优化医院管理架构"属于能力建设工具和系统变革工具，通过投入人力、物力资源，指导转变贫困县医院管理机制，达

成权力责任的再分配、优化医疗系统内部架构的目标，全面提升医疗水平。

（二）针对问题

该政策工具主要针对农村地区公共卫生医疗服务人员缺乏、医疗服务功能不健全等问题，在农村地区尤其是偏远地区，医疗人员严重不足，年轻医疗人才难以引进，导致医疗服务更新换代困难。同时，由于人员和设备的限制，农村地区的医疗服务通常只能提供基础的诊疗服务，对于复杂疾病和专科治疗能力不足。

（三）适用条件

1. 适用地区

主要针对国家级贫困县、连片特困地区等。

2. 适用人群

适用于国家级贫困县、连片特困地区医疗水平较低的医疗机构。

（四）实施举措

1. 带教一批专业人才

（1）派下去

帮扶医院定期举行培训讲座，通过"派下去"每年轮换、选派经验丰富的各学科专家现场带教，手把手地传授业务知识和专业技能。

（2）请上来

通过"请上来"组织受援医院骨干医师、科主任、护士长等到支援医院培训，有计划地为受援医院培养中青年管理骨干和技术骨干。

带教一批专业人才对应政策见表4-9。

表4-9　带教一批专业人才对应政策

编号	政策名称	效力位阶	发文字号	发文时间
1	《国务院办公厅关于全面推开县级公立医院综合改革的实施意见》（八）	行政法规	国办发〔2015〕33号	2015.04.23
2	《国家卫生计生委、国务院扶贫办、国家中医药管理局等关于印发加强三级医院对口帮扶贫困县县级医院工作方案的通知》（二）	部门规章	国卫医发〔2016〕7号	2016.02.17
3	《国家卫生计生委、国务院扶贫办、国家发展改革委等关于实施健康扶贫工程的指导意见》（二）	部门规章	国卫财务发〔2016〕26号	2016.06.20
4	《中共中央　国务院关于打赢脱贫攻坚战三年行动的指导意见》（三）	部门规章	民发〔2018〕91号	2018.06.15

2. 传授先进医疗技术

帮扶医院充分发挥医疗、科研、人才优势，派驻专家进行技术上的帮扶，结合当地的流行病学实际，不断开展新技术、新业务，如针对西藏发病率较高的风湿性疾病，组织当地医院开展B超引导下关节腔药物注射技术，填补技术和业务空白。

传授先进医疗技术对应政策见表4-10。

表4-10　传授先进医疗技术对应政策

编号	政策名称	效力位阶	发文字号	发文时间
1	《国家卫生计生委、国务院扶贫办、国家中医药管理局等关于印发加强三级医院对口帮扶贫困县县级医院工作方案的通知》（二）	部门规章	国卫医发〔2016〕7号	2016.02.17
2	《国家卫生计生委、国务院扶贫办、国家发展改革委等关于实施健康扶贫工程的指导意见》（二）	部门规章	国卫财务发〔2016〕26号	2016.06.20
3	《中共中央　国务院关于打赢脱贫攻坚战三年行动的指导意见》（三）	部门规章	民发〔2018〕91号	2018.06.15

3. 优化医院管理架构

（1）优化管理架构，完善规章制度

帮助受援医院优化管理架构，完善规章制度，健全绩效评价与薪酬分配体系，提高医院管理科学化、规范化、精细化水平。

（2）委托经营管理、组建医疗联合体

若支援医院与受援医院同属一个县（市、区），可采取委托经营管理、组建医疗联合体等方式，支援医院派驻人员担任受援医院（副）院长、科室主任等，建立紧密的上下联动机制。

优化医院管理架构对应政策见表 4-11。

表 4-11　优化医院管理架构对应政策

编号	政策名称	效力位阶	发文字号	发文时间
1	《国务院办公厅关于全面推开县级公立医院综合改革的实施意见》（八）	行政法规	国办发〔2015〕33号	2015.04.23
2	《国家卫生计生委、国务院扶贫办、国家中医药管理局等关于印发加强三级医院对口帮扶贫困县县级医院工作方案的通知》（二）	部门规章	国卫医发〔2016〕7号	2016.02.17
3	《中共中央　国务院关于打赢脱贫攻坚战三年行动的指导意见》（三）	部门规章	民发〔2018〕91号	2018.06.15

（五）实施效果

开展健康扶贫工作以来，中国积极推动优质资源向贫困地区倾斜并逐级下沉，开展三级医院对口帮扶，通过上级医疗卫生机构选派医生到乡村巡诊、派驻等方式，组织 1 007 家城市三级医院，累计派出超过 8 万人次医务人员对口帮扶 832 个贫困县的 1 172 家县级医院；开展远程医疗覆盖全部贫困县，并逐步向乡镇卫生院延伸；指导地方通过"县聘县管乡用""乡聘村用"或"巡诊派驻"等灵活方式，累计支援全国乡、村两级医务人员近 10 万人。通过派驻人员的"传帮带"，帮助贫困县县医院新建临床专科 5 900 个，开展新技术、新项目超过 3.8 万项①。通过三级医院对口帮扶，截至 2020 年，全国 832 个贫困县中，有 580 家县医院达到二级医疗机构服务水平，超过 560 家贫困县医院获评二级甲等医院，45 家贫困县医院被评定为三级医院。贫困地区县医院收治病种中位数已达到全国县级医院整体水平的 90%，服务能力得到跨越式提升②。

（六）典型案例

案例 4－3：

"从无到有""从有到优"——"组团式"援藏援疆取得成效③

（对应举措：带教一批专业人才、传授先进医疗技术相关措施）

1. 案例背景

2015 年起，国家卫健委与中组部联合印发《关于做好"组团式"援藏医疗人才选派工作有关事项的通知》等一系列文件，对医疗人才组团式援藏援疆（"藏"：中国西藏自治区；"疆"：中国新疆维吾尔自治区）选派和交接工作提出明确要求，确保选优派优，无缝交接，实现由"输血式"支援向"造血式"支援的转变。

2. 案例内容

明确帮扶对象。中央组织部、国家卫生健康委等相关部门共同组织实施医疗人才"组团式"支援工作。先后确定了支援西藏"1＋7"（即西藏自治区人民医院和 7 家地市级人民医院）和新疆"7＋1"（即 7 家

---

① 人民网：《今年年底全面消除乡村医疗机构"空白点"》，2019－07－15，http：//gongyi. people. com. cn/n1/2019/0715/c 151132－31233695. html。

② 新华网：《中国千余家三级医院累计对口帮扶贫困县 1 172 家县级医院》，2020－10－14，ht-tp：//www. xinhuanet. com/politics/2020－10/14/c_1126611605. htm。

③ 案例来源：人民网：《国家卫健委：医疗人才"组团式"援藏援疆当地群众健康获得感不断提升》，2022－08－26，http：//health. people. com. cn/n1/2022/0826/c14739－32512287. html。

地市级人民医院和兵团第一师人民医院）。2021 年又将西藏的 13 个县级人民医院纳入支援范围。

输送培养一批医疗人才。医疗人才"组团式"援藏援疆以来，向西藏、新疆选派高水平医疗人才 2 500 余名，为西藏、新疆帮带医疗团队千余个、医务人员 5 800 余名，精准培养不同层次医疗骨干 10 000 余名，有计划有步骤接收 4 000 余名医务人员到对应的支援医院培训进修，医务人员整体素质得到显著提升。

打造一支"带不走"的医疗人才队伍。支援医院采用"团队带团队""专家带骨干""师傅带徒弟"的模式为当地打造一支"带不走"的医疗人才队伍。注重将先进诊疗技术和优秀管理理念传授到当地，变"输血供氧"为"造血制氧"。如今，"师带徒"机制日益完善，"双向遴选—考核评估—后续培养"全链条传帮带模式已建立起来。

创新以院包科机制，推动临床专科能力建设。医疗人才"组团式"援藏援疆工作首次提出以院包科的支援模式，围绕当地人民群众就医需求，有针对性地集中力量加强医院临床专科建设。

3. 案例成效

2020 年，西藏全区人均预期寿命提高至 72.19 岁，孕产妇死亡率、婴儿死亡率三年内分别下降了 19.5% 和 35.3%。截至 2021 年底，西藏受援医院开展三、四级手术占比达到 56%，危急重症患者抢救成功率达到 89%，已有 419 种大病不出自治区、2 413 种一般病不出地（市）、小病不出县区就能得到治疗。

截至 2021 年底，新疆 8 家受援医院实现了一批重点专科"从无到有""从有到优"的转变，已有 332 种急危重症不出自治区、1 914 种常见病不出地（州、市）就能得到治疗。

◎ 第五章　实施全面健康管理，实现"少生病"的目标

一、瞄准病症多发区域，分类防控典型疾病

（一）内涵界定

瞄准病症多发区域、分类防控典型疾病举措包括对地方病、传染病、慢性病等重点疾病的综合防控，是集命令性、激励性为一体的政策工具。其中针对三类重大疾病防控制定的法律法规、监管惩罚等强制性措施体现了政策工具的命令性；通过财政补贴等方式支持重点疾病防控措施体现了该政策工具的激励性。

（二）针对问题

该政策工具主要针对中国克山病、大骨节病等地方病危害严重，艾滋病、结核病等重大传染病蔓延，慢性病防控环境不佳及在此基础上导致的较高过早死亡率等问题。

（三）适用条件

1. 适用地区

适用于中国各地贫困地区，重点针对地方病、慢性病、传染病高发地区，如西藏自治区、新疆维吾尔自治区、四川省凉山彝族自治州等。

2. 适用人群

适用于大骨节病和克山病等地方病，艾滋病和结核病等传染病，癌症、精神疾病、心脑血管疾病等慢性病高发区域贫困人口。

（四）实施措施

1. 地方病综合防控

（1）部门联动机制

为了消除碘缺乏危害、防控水源性高碘危害、防范地方性氟（砷）中毒，卫生计生部门（现为国家卫生健康委员会）、工业和信息化部门、食品药品监督部门等联合行动，各自负责疫情防控、生产环节、产品监督等关键领域。

（2）加强监测和评价

在地方病的多发地区，每年以村为单位开展大骨节病、饮水型氟（砷）中毒、燃煤污染型氟（砷）中毒、水源性高碘监测，以乡为单位开展克山病监测，以县为单位开展碘缺乏病和饮茶型氟中毒监测。监测内容包括防治措施落实情况、儿童及成人病情、现症病人随访、可疑致病因素评估等。通过全国地方病、血吸虫病防治信息管理系统实现信息化管理，有关信息与健康扶贫动态管理信息系统互联共享。同时开展对所有地方病病区和血吸虫病流行县的控制和消除评价工作。

（3）地方病防治科普行动

组织专业机构编制发布地方病防治核心信息，出版、推介一批地方病防治科普读物。再结合形式多样的健康教育和科普宣传，发挥政府、防治机构、学校、医院等各自工作优势，运用广播、电视、报纸等传统媒体以及微博、微信等新媒体，采用人民群众喜闻乐见的语言和方式，广泛开展地方病防治知识的健康教育和科普宣传，将地方病防治知识纳入学校、医疗卫生机构、社区等的健康教育内容。

地方病综合防控对应政策见表5-1。

表 5-1 地方病综合防控对应政策

编号	政策名称	效力位阶	发文字号	发文时间
1	《国家卫生计生委、国家发展改革委、财政部关于印发"十三五"全国地方病防治规划的通知》	部门规章	国卫疾控发〔2017〕15号	2017.03.13
2	《国家卫生健康委、国家发展改革委、工业和信息化部等关于印发地方病防治专项三年攻坚行动方案（2018—2020年）的通知》	部门规章	国卫疾控发〔2018〕47号	2018.11.29
3	《国家卫生健康委关于印发重点地方病控制和消除评价办法（2019版）的通知》	部门规章	国卫疾控函〔2019〕169号	2019.07.23

2. 传染病综合防控

（1）传染源、传染途径管理

加强动物疫病防治、野生动物保护管理，防控人畜（禽）共患病的潜在风险。对贫困地区艾滋病、肺结核等传染病患者及疑似人员实施疾病干预，落实感染者救治救助政策。注重对传播途径的切断，防范传染病通过虫媒、污染的饮食和环境等传播给人，开展疫源地消杀灭和预防性消杀灭等工作（图 5-1）。

（2）加强传染病监测预警

加大对重点地区以及学生、老年人、贫困人口等重点人群的筛查力度，强化耐药筛查工作。实行传染病报告首诊负责制，改进不明原因疾病和异常健康事件监测机制，推进建立智慧化预警多点触发机制，加强军地间和部门间传染病监测预警信息通报，推动健全多渠道监测预警机制。

（3）提高传染病防范意识

动员社会各界参与传染病防治工作，支持社会团体、企业、基金会、有关组织和志愿者开展传染病防治宣传、感染者扶贫救助等公益活动，鼓励和支持对易感传染病危险行为人群开展动员检测和综合干预、感染者关怀救助等工作。

传染病综合防控对应政策见表 5-2。

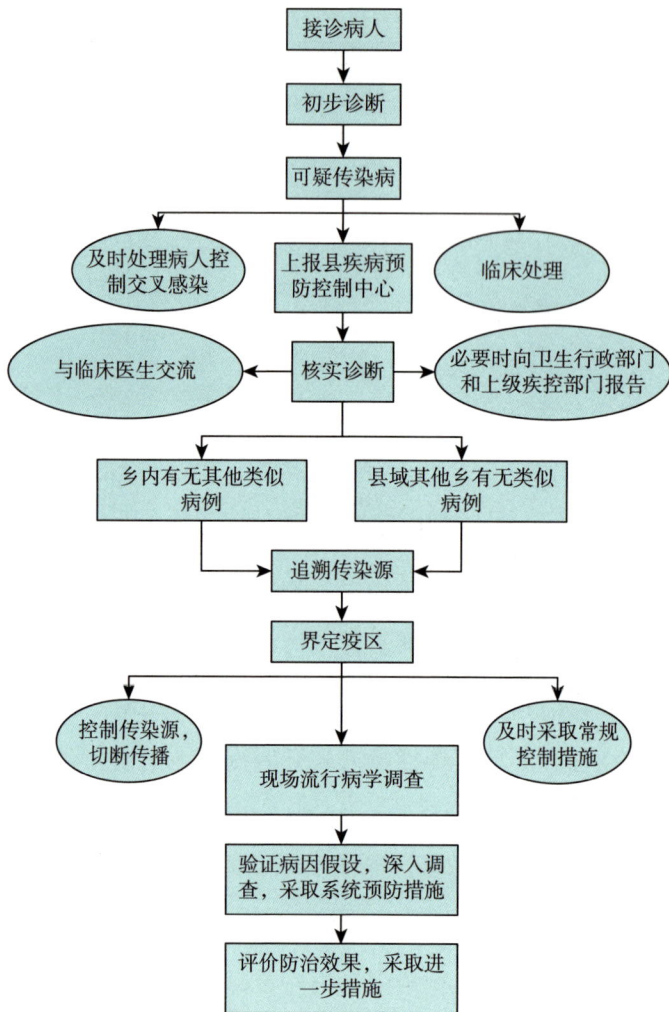

图 5-1 传染源管理流程

表 5-2 传染病综合防控对应政策

编号	政策名称	效力位阶	发文字号	发文时间
1	《"健康中国 2030"规划纲要》(七)	党内法规制度	/	2016.10.25
2	《国家卫生计生委关于印发突发急性传染病防治"十三五"规划(2016—2020 年)的通知》	部门规章	国卫应急发〔2016〕35 号	2016.07.15

（续）

编号	政策名称	效力位阶	发文字号	发文时间
3	《国务院关于印发"十三五"卫生与健康规划的通知》（三）	行政法规	国发〔2016〕77 号	2016.12.27
4	《国务院办公厅关于印发深化医药卫生体制改革 2020 年下半年重点工作任务的通知》（一）	行政法规	国办发〔2020〕25 号	2020.07.16

3. 慢性病综合防控

（1）开展慢性病防治教育

依托乡镇卫生院、村卫生室等基层医疗卫生服务机构，结合"全国肿瘤防治宣传周""全国高血压日""世界卒中日""联合国糖尿病日"等慢性病防治主题宣传日，开展形式多样的宣传教育，广泛宣传慢性病及危险因素防治知识，提高乡村群众健康素养。

（2）注重疾病筛检工作

全面实施 35 岁以上人群首诊测血压，发现高血压患者和高危人群，及时提供干预指导。在社区卫生服务中心和乡镇卫生院逐步提供血糖血脂检测、口腔预防保健、简易肺功能测定和大便隐血检测等服务。在高发地区和高危人群中逐步开展上消化道癌、宫颈癌等有成熟筛查技术的癌症早诊早治工作。加强健康体检规范化管理，健全学生健康体检制度，推广老年人健康体检，推动癌症、脑卒中、冠心病等慢性病的机会性筛查。

（3）防治疾病能力建设

在条件成熟地区依托现有资源建设心血管疾病、癌症等慢性病区域中心，建立由国家、区域和基层中医专科专病诊疗中心构成的中医专科专病防治体系。在疾病预防控制机构、医院和基层医疗卫生机构间建立健全分工协作、优势互补的合作机制，疾病预防控制机构负责开展慢性病及其危险因素监测和流行病学调查、综合防控干预策略与措施实施指导和防控效果考核评价；医院承担慢性病病例登记报告、危重急症病人诊疗工作并为基层医疗卫生机构提供技术支持；基层医疗卫生机构具体实施人群健康促进、高危人群发现和指导、患者干预和随访管理等基本医疗卫生服务。

慢性病综合防控对应政策见表 5-3。

表 5-3　慢性病综合防控对应政策

编号	政策名称	效力位阶	发文字号	发文时间
1	《"健康中国 2030"规划纲要》（七）	党内法规制度	/	2016.10.25
2	《国务院办公厅关于印发中国防治慢性病中长期规划（2017—2025 年）的通知》	行政法规	国办发〔2017〕12 号	2017.01.22
3	《国务院关于实施健康中国行动的意见》（三）	行政法规	国发〔2019〕13 号	2019.06.24
4	《健康中国行动（2019—2030 年）》（三）	部门规章	/	2019.07.09

（五）实施效果

目前，中国已建成全球最大、横向到边、纵向到底的疾病和健康危险因素监测网络，重点地方病和饮用水水质监测网络覆盖到中国所有乡镇。

中国传染病疫情总体保持稳中有降，重点地方病区县总体消除率达到 99.9%。截至 2021 年，中国内地 27 种甲乙类法定传染病报告发病率相比 2012 年下降了 19.3%。肠道传染病，2021 年报告的发病率为 7.42/10 万人，较 2012 年下降了 67.9%；呼吸道传染病，2021 年报告发病率是 48.18/10 万人，较 2012 年下降了 35.6%；血源及性传染性疾病，2021 年报告发病率为 131.03/10 万人，较 2012 年下降了 3.7%，其中，四川省凉山州艾滋病治疗覆盖率从 41.1% 提升至 94.8%，新发感染率从 0.064% 下降至 0.020%。中国通过了世界卫生组织国家消除疟疾论证，所有血吸虫病流行县达到传播控制标准，对于棘球蚴病流行的西藏地区，中国组织 17 个省（市）派出了 600 余名专家，帮助西藏全区开展棘球蚴病的流调和人群棘球蚴病的筛查，这项工作覆盖了 290 余万人，筛查出的病例近 2.7 万例。

慢性病防治和精神卫生工作稳步推进。中国累计建成 488 个国家级慢性病综合防控示范区，在慢性病的早防早筛早诊早治方面，依托国家重大公共卫生项目，目前每年向400多万高发地区居民提供癌症、心脑血管疾病等早期筛查干预惠民服务。统计数据显示，中国重大慢性病过早死亡率从2015年的18.5％下降至2021年的15.3％，下降超过3个百分点，降幅达17.3％。中国精神疾病重点专科医院和综合医院的建设也不断加强，截至2021年全国有精神卫生医疗服务机构5 936家，跟2010年相比，增加了205％，精神科医生，执业注册医生有5万多人，和10年前相比增加了144％。在册严重精神障碍患者服务管理覆盖到中国所有的区县，2021年底，中国在数据库里登记在册的重性精神障碍患者有660万人，在册的患者规范化管理率达到92％①。

（六）典型案例

案例5-1：

新疆结核病防治模式②

（对应举措：传染病综合防控）

1. 案例背景

由于气候、生活习惯等多重因素，新疆结核病疫情严重，尤其集中于南疆四地州，2010年全国第五次结核病流调结果显示，新疆15岁以上人群活动性肺结核病患病率、涂阳患病率和菌阳患病率分别是全国平均水平的3.32、2.97和3.64倍。结核病具有慢性传染性、容易反复、治疗时间长等特点，对该地区患者及家庭带来了巨大的经济和心理压力。

---

① 国家卫生健康委员会宣传司：《国家卫生健康委员会2022年6月17日新闻发布会文字实录》，2022-06-17，http://www.nhc.gov.cn/xcs/s3574/202206/ffb0385b3c0949ee84b7cdcc86a78fca.shtml。

② 案例来源：王森路，刘年强，王新旗，等. 结核病防治"新疆模式"的发展及成效 [J]. 中国防痨杂志，2024，46（2）：141-144.

2. 案例内容

为了遏制新疆结核病的发展态势，2018 年新疆开始采取一系列措施，探索结核病防治的"新疆模式"（图 5-2）。

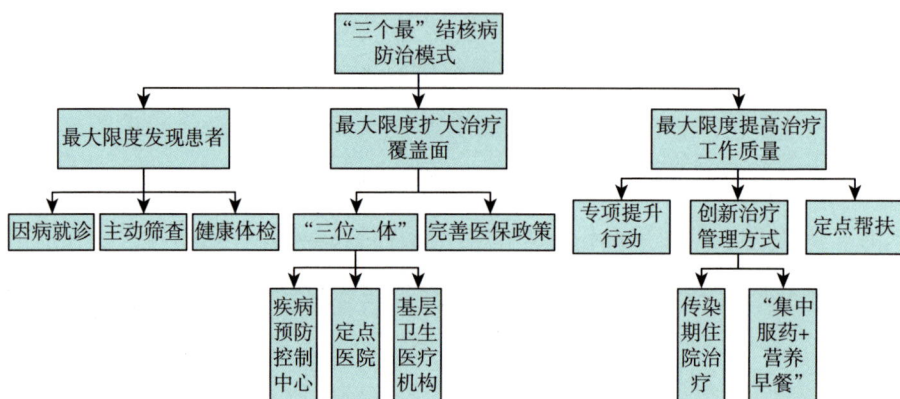

图 5-2 新疆"三个最"结核病防治模式

一是最大限度地发现患者。首先是主动筛查，对活动性肺结核患者及其密切接触者等重点人群和高发区域的特定人群展开筛查。其次是健康检查，2018 年新疆以"乡镇拍片，县级诊断"的方式将结核病胸片筛查纳入了全民健康体检，乡镇卫生院和社区服务中心负责进行初步肺结核症状筛查和胸片检查，对反馈的疑似肺结核患者，由体检点将其转诊到定点医院进行进一步诊断与治疗。

二是最大限度地扩大治疗覆盖面。新疆形成了由疾控中心、定点医疗机构、基层卫生医疗机构共同开展结核病防治工作的防治模式，通过建立或改造的方式新增传染病隔离点，做到肺结核患者应收尽收。同时，通过提高医保报销比例、将多种药物、检查项目纳入基本医保支付范围等措施，解决结核病患者"看不起病、看不好病"的问题，从而提高了医疗服务的可及性和覆盖面。

三是最大限度地提高治疗工作质量。2018 年以来，新疆对肺结核患者实行"传染期患者住院治疗"和"集中服药＋营养早餐"相结合的治疗管理方式。为住院治疗的患者提供免费的早中晚餐。"集中服药＋营养早餐"则由村医或社区工作人员每天早上组织居家治疗的患者定时定点统一服药，并在服药一小时之后提供免费早餐。

3. 案例成效

随着"三个最"结核病防治模式的不断开展，新疆结核病防治取得显著成效。通过各种主动发现结核病患者的活动深入开展，2018 年患者发现数达到最高峰 72 977 例，其中主动发现患者数占 40.76%（图 5-3）。2018 年开始实施肺结核患者传染期住院治疗和"集中服药＋营养早餐"相结合的管理方式，痰检转阴的患者数较之前明显增多，具体见表 5-4。2019 年开始新疆结核病疫情明显下降，全疆报告发病率较 2018 年降低了近一半（图 5-4）[①]。

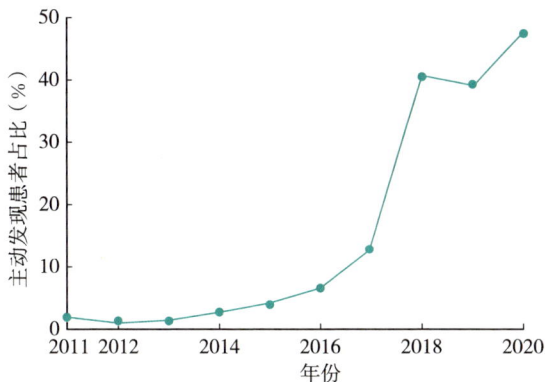

图 5-3　2011—2020 年主动发现结核病患者占比

---

① 案例来源：王新旗，依帕尔·艾海提，王森路，等. 新疆结核病防治模式初探及展望［J］. 疾病预防控制通报，2022，37（2）：11-16.

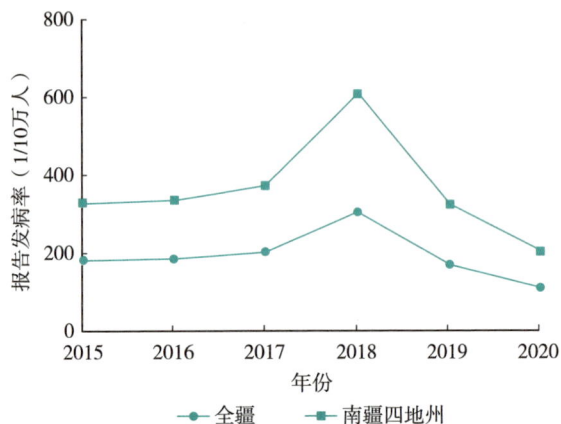

图 5-4　2015—2020 年报告发病率

表 5-4　新疆结核病患者治疗管理情况

年度	累计集中治疗传染性肺结核患者数（人）	营养早餐覆盖率（%）	累计痰检转阴出院患者数（人）
2018	22 157	96.84	11 858
2019	25 849	98.68	31 222
2020	19 933	99.10	23 092

案例 5-2：

高原常见多发病——高血压防治行动①

（针对举措：慢性病综合防治）

1. 案例背景

高血压是西藏最为常见的高原病之一，是导致高原性心脏病等心脑血管疾病的最主要原因，且心脑血管疾病的发生，向来具有隐匿、突

---

① 案例来源：新华网：http://www.xinhuanet.com/health/20210702/C96DF1D6AFE00001C4E51 39019E0BC00/c.html。

发，死亡率高的特点，给高血压患者及其家庭，乃至社会造成了严重危害。为了减少高血压带来的危害，西藏米林县率先开启高血压防治管理示范乡镇建设，以维护群众健康。

2. 案例内容

米林县充分发挥该县人民医院医共体的组织优势和县乡村一体化家庭医生团队优势和主导作用，开启了米林县高血压防治管理示范乡镇建设。形成"1个中心＋1个示范乡＋5个示范点"的高血压防治管理格局。米林县还组建了以援藏专家为核心的高血压防治管理团队，多次进乡、入村入户开展高血压防治管理内涵建设，包括测量血压、查阅个人健康档案、实施个性化诊治及随访管理等，开展健康宣教，对乡村医生进行技能培训等工作。该县还充分运用现代互联网信息技术和智慧管理技术，建成珠海—米林—米林乡村互联网远程心电血压监测管理网，并与广东省珠海市人民医院远程高血压诊治中心、心电中心互联互通，实现远程实时监测管理、实时监测筛查、智能预判预警、实时出具诊断报告、数据存储及安全管理等服务。

3. 案例成效

西藏米林县创新高血压的防治管理模式，从治已病，转向治未病，以预防为重点，防治结合，这既解决了米林县地广人稀、基层医疗机构医疗水平相对落后、高血压防治管理能力明显不足的问题，又真正实现了让百姓少跑腿、数据多跑路，让百姓在家门口就能享受到珠海高水平三级医院的优质医疗服务，同时还解决了百姓看病难、看病贵问题。

二、瞄准弱势贫困群体，分众施策改善健康

（一）内涵界定

该政策工具属于激励性工具，通过财政投入、经费支出为贫困地区妇女儿童提供免费健康改善项目或减少该群体卫生项目支出。

（二）针对问题

该政策工具主要针对贫困地区农村妇女健康状况不佳，因病致贫占比高；贫困地区儿童健康水平较低，出生缺陷严重及残疾儿童不能得到及时有效救助等问题。

（三）适用条件

1. 适用地区

适用于中国贫困地区。

2. 适用人群

适用于贫困地区农村适龄妇女、农村备孕夫妇；贫困地区新生儿、贫困地区 6~24 个月婴幼儿、贫困家庭残疾儿童等。

（四）实施举措

1. 贫困地区妇女健康改善

（1）宫颈癌、乳腺癌筛查

自 2009 年起，中国开始实施农村妇女宫颈癌和乳腺癌检查项目。具体实施中，由街道办事处、乡镇政府组织有关人员，在公安、妇联、计生、民政等部门的配合下，动员并组织安排受检对象到指定的医疗卫生机构进行检查，对接受宫颈癌检查的妇女实施妇科检查、宫颈细胞学检查，

对接受乳腺癌检查的妇女进行乳腺视诊、触诊和乳腺彩超检查等。

（2）免费孕前优生健康检查

为了预防出生缺陷、提高出生人口素质，国家为贫困地区符合条件的农村夫妇提供一次免费孕前优生健康检查。通过"村摸底、乡汇总、县审核"，准确掌握计划怀孕夫妇人数和信息。采用村居动员告知、乡镇健康教育、县站优生检查，主动提供孕前服务。县级服务机构还充分利用流动服务车，深入乡镇社区，为待孕夫妇提供便捷检查，增强服务的可及性。服务内容为对计划怀孕夫妇提供优生健康教育、病史询问、体格检查、临床实验室检查、影像学检查、风险评估、咨询指导等 19 项免费孕前优生健康检查服务。

贫困地区妇女健康改善对应政策见表 5-5。

表 5-5　贫困地区妇女健康改善对应政策

编号	政策名称	效力位阶	发文字号	发文时间
1	《国务院关于印发中国妇女发展纲要和中国儿童发展纲要的通知（2011）》	行政法规	国发〔2011〕24 号	2011.07.30
2	《国家卫生计生委妇幼司关于印发农村妇女两癌检查项目管理方案（2015年版）的通知》	部门规章	国卫妇幼卫便函〔2015〕71 号	2015.07.17
3	《国家卫生计生委办公厅关于做好2016 年国家免费孕前优生健康检查项目工作的通知》	部门规章	国卫办妇幼函〔2016〕894 号	2016.09.01

2. 贫困地区儿童健康改善

（1）新生儿疾病筛查

2012 年，中国启动了贫困地区新生儿疾病筛查项目，新生儿疾病筛查项目以苯丙酮尿症、先天性甲状腺功能减退症等遗传代谢病筛查和听力障碍筛查为基础，项目利用中央财政专项补助经费，为每例新生儿提供遗传代谢病筛查和听力筛查的经费 120 元。同时加强新生儿疾病筛查阳性病例的随访、确诊、治疗和干预，对确诊为苯丙酮尿症的儿童纳入新农合重大疾病医疗保障给予康复救助，对确诊为永久性听力障碍的儿童纳入国家贫困聋儿康复救助项目实施康复救助。

（2）儿童营养改善项目

2012年开始，优先选择8个集中连片特困地区的100个县作为试点，组织实施"贫困地区儿童营养改善项目"（图5-5）。项目主要内容是为6个月至2岁的婴幼儿每天提供1包富含蛋白质、维生素和矿物质的营养包，同时开展儿童营养知识的宣传和健康教育，改善贫困地区儿童营养和健康状况。

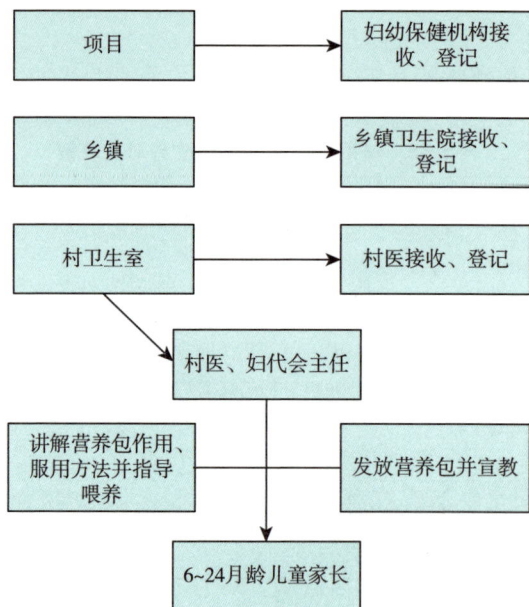

图5-5 儿童营养包发放流程

（3）残疾儿童健康救助

对城乡最低生活保障家庭、建档立卡贫困户家庭的残疾儿童及其他符合条件的0～6岁视力、听力、言语、肢体、智力等残疾儿童和孤独症儿童进行救助。经审核符合条件的，由残疾儿童监护人自主选择定点康复机构接受康复服务，费用由同级财政部门与定点康复机构直接结算。

贫困地区儿童健康改善对应政策见表5-6。

表5-6　贫困地区儿童健康改善对应政策

编号	政策名称	效力位阶	发文字号	发文时间
1	《国务院关于印发中国妇女发展纲要和中国儿童发展纲要的通知（2011）》	行政法规	国发〔2011〕24号	2011.07.30
2	《国家卫生计生委办公厅、全国妇联办公厅关于印发2014年贫困地区营养改善项目方案的通知》	部门规章	国卫办妇幼函〔2014〕1076号	2014.11.24
3	《国家卫生和计划生育委员会、中国残联办公厅关于印发2014年贫困地区新生儿疾病筛查项目方案的通知》	部门规章	国卫办妇幼函〔2014〕1077号	2014.11.24
4	《国务院办公厅关于印发国家贫困地区儿童发展规划（2014—2020年）的通知》	行政法规	国办发〔2014〕67号	2014.12.25
5	《国务院关于建立残疾儿童康复救助制度的意见》	行政法规	国发〔2018〕20号	2018.06.21

（五）实施效果

中国实施农村妇女两癌（宫颈癌、乳腺癌）的检查，增补叶酸，预防神经管缺陷，免费孕前优生健康检查、地中海贫血防控等公共卫生项目，率先在贫困地区以县为单位实现了全覆盖，累计惠及超过了2亿人次，19.2万名贫困患病妇女获得救助。实施出生缺陷干预救助项目，为先天性结构畸形、部分遗传代谢病和地中海贫血贫困患病儿童提供医疗费用补助，累计救助患儿4.1万名，拨付救助金4.7亿元[①]。为贫困地区量身定做儿童营养改善项目，该项目的覆盖范围从2012年刚开始的10个省份的100个县，扩大到2019年22个省份的832个县，实现了所有国家级贫困

---

① 新华社：《人类减贫的中国实践》白皮书，2021-04-06，https：//www.gov.cn/zhengce/2021-04/06/content_5597952.htm。

县的全覆盖，累计使 947 万名儿童受益[①]。监测结果显示，截至 2021 年，贫困地区儿童营养水平得到了提高，监测地区 6～24 月龄婴幼儿平均贫血率和生长迟缓率与 2012 年基线调查相比，分别下降了 66.6％和 70.3％，有效促进了儿童的生长发育。同时，为了改善贫困地区中小学生的营养状况，中国从 2011 年开始启动农村义务教育学生营养改善计划，为贫困农村义务教育学生提供营养膳食补助，贫困地区中小学生贫血率从 2012 年的 16.7％下降到 2021 年的 11.4％，学生的生长迟缓率下降更多，从 2012 年的 8.0％下降到 2021 年的 2.5％。

（六）典型案例

案例 5－3：

凉山州儿童健康改善行动[②]

（对应举措：贫困地区儿童健康改善）

1. 案例背景

四川省凉山州是全国深度贫困"三区三州"连片特困地区之一，由于地理环境和经济条件的限制，该地区儿童营养健康状况较差，凉山彝族乡村儿童养育与保护状况调研报告显示，调研对象中三个年龄阶段儿童身体质量指数都以偏瘦为主，而且调研结果甚至低于某些世界欠发达地区，说明调查期间，凉山地区儿童营养状况不容乐观，营养健康状况亟待改善。

---

①　中华人民共和国国务院新闻办公室：《推进健康扶贫和医保扶贫确保贫困人口基本医疗有保障发布会图文实录》，2022－07－16，http：//www.scio.gov.cn/xwfb/gwyxwbgsxwfbh/wqfbh_2284/2020n_4408/2020n11y20rxw/twzb_5571/202207/t20220716_229387.html.

②　案例来源：姚诗忆，张悦，唐鹤，等. 凉山州儿童营养与健康项目的实施与成效［J］. 中国妇幼卫生杂志，2020，11（6）：1-4.

2. 案例内容

为了提高当地儿童健康状况，凉山地区因地制宜，创新服务流程。组织村级儿童保健协管员入户发放儿童营养包，同时展开健康知识教育宣传，并动员儿童接受乡卫生院儿童保健服务。乡镇卫生院收集各自辖区内出生儿童信息，建立健康档案，并按照规范为0～6岁儿童定期进行健康检查和疫苗接种，监测儿童生长发育情况。在健康检查时，如发现发育异常儿童，由县级妇幼保健机构进行进一步干预管理。

凉山地区还通过强化人员培训，提高改善儿童健康营养状况服务能力，通过在乡村开展"直通车"式培训模式，引入国家级师资及相关培训机构，对乡村人员进行培训和辅导，将知识传递到基层。培养当地有工作经验和能力的基层人员，为当地留下一支带不走的队伍。同时，定期开展县、乡、村逐级培训活动，让知识下沉，既提高了乡、村儿童保健能力，又锻炼了县级培训人员能力，让他们在培训中不断提高和巩固自身掌握的知识与技能。

3. 案例成效

2020年调查数据显示，与2018年相比项目地区6～24月龄儿童生长迟缓率、低体重率、贫血率分别下降了61.7％、35.6％和16.6％。在患有贫血的儿童中，轻度贫血的比例由47.8％上升至68.2％，重度贫血由5.2％下降至0.3％。儿童的两周患病率也有所下降，分别下降了44.8％和42.6％。以上措施的实施极大改善了凉山地区儿童营养与健康状况。

三、开展爱国卫生运动，保障贫困人口健康

（一）内涵界定

开展爱国卫生运动，保障贫困人口健康的举措包括实施健康促进行动和改善人居环境。该政策工具属于劝诫性和命令性工具，其中通过科普健康知识、培养健康意识，提高贫困地区居民健康素养，属于劝诫性工具，通过推进卫生综合整治，完善公共卫生设施，改善人居环境，属于命令性工具。

（二）针对问题

主要针对贫困地区居民健康素养不高，预防疾病能力较弱；人居卫生设施条件落后，粪便暴露，人畜混居，饮水不洁等问题。

（三）适用条件

1. 适用地区

适用于中国贫困地区。

2. 适用人群

适用于中国贫困地区居民。

（四）实施举措

1. 贫困地区健康促进行动

（1）推动健康教育进乡村、进校园、进家庭

覆盖全部贫困村，依托农村广播、文化大院、标语口号、文艺演出等平台和形式，针对村民主要健康问题开展健康教育，传播健康素养基本知识。每年度向每个贫困患者家庭发放至少 1 份有针对性的健康教育材料，

在每个贫困患者家庭中至少培训 1 名家庭成员，向每个贫困患者家庭发放盐勺、生熟砧板、毛巾、牙刷、体育健身用品等健康实用工具，每户不少于 1 份。针对患有重大慢性疾病、地方病、传染病等贫困人口制定个性化健康教育处方。

（2）建设健康教育阵地、培养教育人才

覆盖全部贫困地区，打造群众身边的健康教育宣传阵地，宣传健康扶贫政策，普及健康素养 66 条、健康教育技能、慢性病规范管理、地方病及其他重点疾病防治等健康知识。省、地（市）、县各级根据当地实际建立健康教育骨干队伍并实现骨干培训全覆盖。充分发挥定点扶贫、城乡医院对口支援和"组团式"支援西藏、新疆等地区的医疗人才开展健康教育和健康科普工作的优势和积极性，为其开展健康教育和健康科普工作提供必要保障。

2. 贫困地区人居卫生环境改善行动

（1）消除人畜粪便暴露

通过政府支持、村集体补助、农民部分承担的方式，拆除、改造传统坑式厕所和连茅圈，加快推进卫生厕所改造。农村危房改造户应配套建设卫生厕所，村委会、学校、卫生室等公共设施要优先配建卫生公厕。严禁人畜粪便污水直接排入水体，畜禽养殖密集区域要实现粪污分户收集、集中处理。及时清理村内道路、公共空间等区域的畜禽粪便，规范粪便堆放点管理，远离水源和居住区堆放。

（2）改善农村饮用水条件

深入实施贫困村农村饮水安全巩固提升工程，以设施改造配套为主，以新建、扩建为辅，进一步提高贫困村集中供水率、自来水普及率、供水保证率和水质达标率。

（3）治理农村垃圾

建立基本的村庄保洁制度，保证垃圾有人收、有人管。推行垃圾就地分类减量。逐步取缔敞开式收集、转运设施，提高村庄垃圾集中收集点和转运设施的卫生水平。

（4）提升基本居住健康条件

加强宣传教育，引导农民群众形成科学的畜禽养殖观念，普遍知晓人畜共患病的预防知识，避免居住与养殖同室混杂。新建农房和农村危房改造户要实现畜禽圈舍与厨卧等居住空间分隔。同时，加大贫困村农村危房改造力度，实现户户住上安全房。加强对新建和改造农房的技术指导，引导贫困村农民群众建设具有基本的通风、采光和保温功能的安全住房。

贫困地区人居卫生环境改善行动对应政策见表5-7。

表5-7　贫困地区健康促进与改善人居环境对应政策

编号	政策名称	效力位阶	发文字号	发文时间
1	《住房城乡建设部等部门关于改善贫困村人居卫生条件的指导意见》	部门规章	建村〔2016〕159号	2016.07.23
2	《国家卫生健康委办公厅、国务院扶贫办综合司关于印发贫困地区健康促进三年攻坚行动方案的通知》	部门规章	国卫办宣传函〔2018〕907号	2018.10.19

（五）实施效果

通过健康扶贫工程，针对贫困地区开展健康促进专项攻坚行动，中国农村居民健康素养水平大幅度提升，2018年农村居民健康素养水平为13.72%，到2023年提高到26.23%[①]。贫困地区居民体质明显改善，根据《2018—2020乡村健康扶贫报告书》公布的数据，2018—2020年贫困

---

① 中华人民共和国国家卫生健康委员会：《2023年中国居民健康素养监测情况》，2024-04-28，http://www.nhc.gov.cn/xcs/s3582/202404/287e15ca9fd148b5ab9debce59f58c6d/files/ce8a57a5-2edd4858a2a95567e273a056.pdf。

村居民 BMI 指数平均值为 23.51，体质状况有了明显改善①。

依托健康扶贫工程，中国在农村地区开展环境卫生整治行动，改善乡村人居环境，严防疾病危险源传播。截至 2020 年底，全国 95% 以上的村庄开展了清洁行动，农村从普遍脏乱差转变为基本干净整洁有序。完成县域农村生活污水治理专项规划编制，建设处理设施 52 万余套、污水管网 9.4 万千米，新增污水日处理能力 1 300 多万吨，污水治理率大幅提升。全国农村生活垃圾收运处置体系覆盖 90% 的行政村，2.4 万个非正规垃圾堆放点基本完成整治。各地区立足实际打造了 5 万多个不同类型的美丽宜居村庄②。

（六）典型案例

案例 5-4：

河南省健康促进"321"行动③

（对应举措：贫困地区健康促进行动）

1. 案例背景

在中国脱贫攻坚战取得全面胜利以前，河南省贫困县较多，在 2013 年新一轮建档立卡的时候，有 698 万农村贫困人口，总量排在全国第三，其中超过一半的贫困人口属于因病致贫户。为了提高贫困地区人口健康素养水平，让贫困地区群众会防病、少生病，河南省在贫困地区开展健康教育工作，在贫困地区推行"三进、两建、一帮扶"的健康促进工作模式。

---

① 中国银行保险报网：《2018—2020 乡村健康扶贫报告》发布，2021-03-11，http：//xw.cbimc.cn/2021-03/11/content_385624.htm。

② 人民网：国家乡村振兴局：《农村人居环境整治三年行动方案》目标任务完成，2021-12-06，http：//finance.people.com.cn/n1/2021/1206/c1004-32301003.html。

③ 案例来源：河南卫生健康新闻网：https：//hnwj.dahe.cn/2019/05-15/484343.html。

2. 案例内容

"三进"是指推动健康教育工作进乡村、进家庭、进学校。在健康教育进乡村方面，开展健康巡讲活动，通过不断壮大健康巡讲专家组成员，组织健康巡讲专家持续深入乡镇宣传，普及健康素养相关知识与技能。覆盖 65.4 万人，发放 192.7 万份宣传资料。同时在全省开展"健康中原行·大医献爱心"健康扶贫专项行动，依托省级示范，市、县联动模式，自 2019 年以来共开展健康科普讲座 4.5 万场，科普群众达 155 万人次。在健康教育进家庭方面，将"中国公民健康素养 66 条"制作成挂历、年画，作为健康礼包发放给贫困家庭，同时通过省级专家上门义诊、家庭医生签约服务，实现贫困家庭一家一张明白纸、一个明白人、一份实用工具，贫困人口一人一份健康处方。在健康教育进学校方面，河南省启动健康促进学校试点 2 158 所，引导学校开展健康教育课程落实健康教育从娃娃抓起。2019 年，河南省许昌市卫生健康部门联合教育部门举办了健康教育师资培训班，为全市 1 000 多所中小学配发健康教育课本和居民健康素养知识读本。

"二建"是指建好健康教育阵地与建好健康教育队伍。创建了河南省有线电视台健康栏目，24 小时播出专家讲座、健康文化戏曲、公益广告等科普节目，也与河南手机报联办健康栏目，两个栏目在河南省覆盖近 3 000 万用户。同时，河南省也创新了健康教育宣传方式，创新了健康戏，制作了"健康素养 66 条"44 集系列动漫。为了建好健康教育的队伍，建立了覆盖省、市、县及各医疗卫生单位的志愿服务团队 260 支共 8 000 多人。同时，为了补齐基层教育短板，在健康中原行活动中对 29.2 万名乡村医生开展健康科普能力培训。

"一扶"是指省、市、县医院及科普专家帮扶贫困县快速提升健康素养水平。河南省组织全省 106 家医院、16 家健康教育专业机构、12个省辖市卫生健康委与 53 个贫困县签订目标责任书，与贫困县确定健康促进帮扶关系。

3. 案例成效

通过健康促进"321"行动的深入开展，河南省居民健康素养水平得到了极大的提高，据监测，2020 年河南省居民健康素养水平达到了26.76％，较健康促进"321"行动开展之前提高了一倍以上。同时，全省居民预防疾病能力进一步提升，助力了河南省健康扶贫工作。

◎ 第六章　巩固拓展健康扶贫成果同乡村振兴有效衔接，实现"稳成果"的目标

一、巩固拓展健康扶贫成果的主要思路

中国在 2020 年取得了脱贫攻坚战的全面胜利，健康扶贫任务顺利完成，832 个脱贫县县级医院服务能力实现跨越式提升，远程医疗服务覆盖全部脱贫县并向乡镇卫生院延伸，历史性消除脱贫地区乡村医疗卫生机构和人员"空白点"；大病专项救治病种扩大到 30 种，高血压等 4 种慢性病患者优先纳入家庭医生签约服务，2 000 多万名贫困患者得到分类救治，近 1 000 万因病致贫返贫户成功脱贫，基本医疗有保障得到全面实现[①]。

然而，农村地区卫生健康服务体系仍然存在优质医疗资源短缺、药品供应保障体系较弱、医疗保障可持续性较差、协同效应发挥不够，医疗资源不均衡现象较为突出等问题，导致因病致贫、因病返贫风险较高。全国防止因病返贫动态监测系统数据显示，2021 年以来，累计重点监测脱贫不稳定户、边缘易致贫户和突发严重困难户"三类户"中存在因病致贫、因病返贫风险的近 108 万户，占全部重点监测户的 48.13%。

健康扶贫作为精准脱贫的重要组成部分，仍是中国现阶段巩固脱贫攻坚成果的重点工作。尽管通过综合施策，基本解决了贫困人口因病致贫、

---

① 国家医疗保障局：http://www.nhsa.gov.cn/art/2020/11/20/art_52_3994.html。

因病返贫问题，已完成了消除绝对贫困的艰巨任务。但由于贫困是动态变化的，当前已经摆脱贫困的人群将有可能返贫，进而再次陷入贫困。脱贫攻坚结束进入成果过渡期后，要在巩固已有脱贫攻坚成果的基础上拓展健康帮扶边界，在 5 年过渡期内，保持健康扶贫主要政策总体稳定，调整优化支持政策，进一步补齐脱贫地区卫生健康服务体系短板弱项，深化县域综合医疗改革，深入推进健康乡村建设，聚焦重点地区、重点人群、重点疾病，完善国民健康促进政策，巩固拓展健康扶贫成果，进一步提升乡村卫生健康服务能力和群众健康水平，为脱贫地区接续推进乡村振兴提供更加坚实的健康保障。

二、完善医疗保障制度，提高基金保障能力

（一）政策背景

健康扶贫取得显著成效，倾斜性支持政策发挥了主导作用。当前，现有城乡居民医疗保障筹资水平较低，可持续的高层级健康帮扶专项筹资制度安排尚未形成，仅靠倾斜性政策难以长期支撑未来的医疗费用支出，政策可持续性面临挑战。巩固农村脱贫攻坚成果，必须保障健康帮扶政策力度不减、待遇不降，使农村低收入人口基本医疗卫生保障水平明显提升，全生命周期健康服务逐步完善。

（二）举措内容

一是针对以往因病致贫、因病返贫的主要原因，扩大大病、重病兜底保障资金来源，争取设立国家和地方健康帮扶专项资金予以支持，创新专项资金使用方式，充分发挥健康帮扶动态监测系统的作用，根据人口服务量情况定向支持承担集中救治任务的医疗服务机构；二是继续健全多层次医疗保障体系，丰富医疗保障资金的来源渠道，不断强化医保基金的保障

能力，为倾斜性支持政策提供资金支持；三是按照保基本、兜底线的原则，在基本医疗保险基础上设计补充保障制度，保证医疗保障体系的可持续运行；四是做好现有的保障政策和保障机制的衔接落实，增强重特大疾病的保障功能（图6-1、表6-1）。

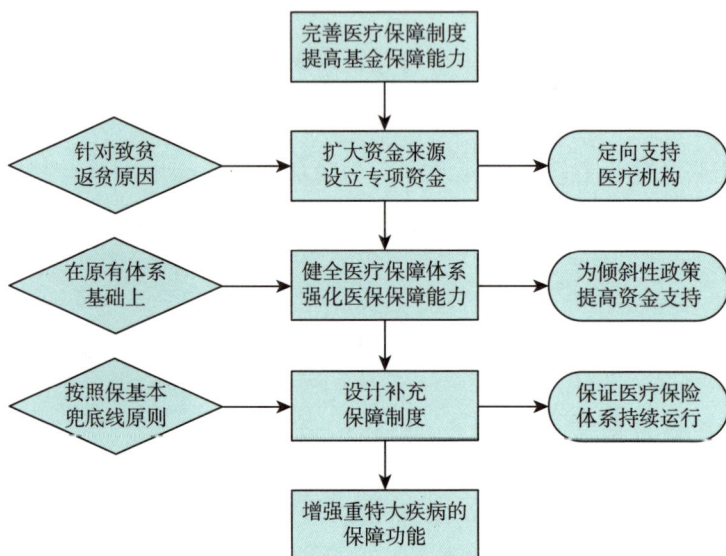

图 6-1　完善医疗保障制度举措流程

表 6-1　完善医疗保障制度对应政策

编号	政策名称	效力位阶	发文字号	发文时间
1	《国家医疗保障局关于政协十三届全国委员会第四次会议第4931号（社会管理类410号）提案答复的函》	部门规章	医保函〔2021〕176号	2021.09.07
2	《国务院办公厅关于印发"十四五"全民医疗保障规划的通知》	行政法规	国办发〔2021〕36号	2021.09.23
3	《国务院关于〈中华人民共和国国民经济和社会发展第十四个五年规划和2035年远景目标纲要〉实施中期评估报告》	行政法规	/	2023.12.26

（三）典型案例

案例 6－1：

广西多举措持续巩固拓展健康扶贫成果①

（对应举措：完善医疗保障制度，提高基金保障能力）

1. 案例背景

脱贫攻坚战结束后，防止返贫是巩固拓展脱贫攻坚成果的首要任务。2023 年以来，广西持续强化落实防返贫动态监测和帮扶机制，建立了 1.2 万余名村级信息员和 3.6 万余名网格员队伍，先后组织开展了集中排查、数据质量提升、重点排查、信息动态管理"四个专项行动"，做到防返贫工作常态化监测、全覆盖排查、动态化管理，确保及时发现、应纳尽纳。

2. 案例内容

第一，统筹各级各类资金，持续强化乡村医疗卫生服务能力建设。筹措资金 1.86 亿元支持 33 个国定脱贫县的县乡村医疗卫生机构能力建设、3 800 万元支持 19 个乡镇卫生院加强 CT 等诊疗设备配置。运用全国防止因病返贫动态监测系统加强管理和指导，巩固乡村医疗服务全覆盖成果，确保全区乡村医疗服务"空白点"动态清零。

第二，强化督导，落实好健康帮扶措施。组织开展各级领导干部到第一线调研督导工作。2023 年 8 月，由厅级领导带队共 51 人次赴全区 14 个区（市）开展各级领导干部到第一线集中调研督导，大病、慢性病分类救治率达 99.94%，其中，累计救治脱贫人口、监测对象中儿童

---

① 案例来源：广西日报：《广西有力有效巩固脱贫成果》，2024－01－24，http：//www. moa. gov. cn/xw/qg/202401/t20240124_6446541. htm；广西壮族自治区人民政府办公厅：《印发进一步加强健康扶贫工作若干措施的通知》，http：//www. gxzf. gov. cn/html/zfgb/2018nzfgb_35273/d21q_35338/zzqrmzfbgtwj_35341/t1512791. shtml。

先心病等 30 种大病 18.43 万人次，累计救治率达 99.93%；对全区 643.5 万脱贫人口、监测对象提供家庭医生签约，签约率达 99.98%，其中 53.41 万名高血压、糖尿病、肺结核、严重精神障碍患者等 4 种重点慢性病签约率达 100%。

第三，优化政策，有效减轻群众就医负担。将进一步优化"先诊疗后付费"政策纳入主题教育及为民办实事项目。通过全面深入基层调研，2023 年 7 月 31 日，正式出台了《自治区卫生健康委关于进一步优化先诊疗后付费政策的通知》，明确从 2023 年 9 月 1 日起全区参加城乡居民社会医疗保险的患者在县域内定点乡镇卫生院（含社区卫生服务中心）住院时实行"先诊疗后付费"。

3. 案例成效

在健康保障方面，广西继续落实大病保险倾斜支持、医疗救助兜底保障等政策，全区脱贫人口和监测对象 2023 年基本医保参保率达 100%；脱贫人口和监测对象家庭医生签约服务签约率达 99.99%，4 种重点慢性病签约率达 100%。广西"先诊疗后付费"政策覆盖面，从原先的 310 万监测对象和农村低收入人口，扩大到全区参加城乡居民社会医疗保险人口，让政策惠及更多基层困难群众，有效减轻群众看病就医负担。

三、防止违规医疗支出，保持合理保障水平

（一）政策背景

医保基金在分配、使用和管理过程中出现的违法违规问题，如虚假报销、欺诈骗保、过度医疗等行为，导致医保资金未能按照既定目标和规定用途有效使用，造成了资金的浪费和损失。

（二）举措内容

一是在医疗机构与医疗保障部门之间建立费用支出的联动机制，将医疗机构纳入费用负担的利益机制安排，采取医疗机构兜底减免和再减免的措施，抑制医疗机构过度治疗的行为；二是要求医保管理机构对医生开具的处方、制定的治疗方案和使用的药品进行合规性检查，全过程进行监督，防止出现过度治疗行为；三是要正确理解健康帮扶的经济功能是保"基本"，目的是最大限度减轻患者看病负担而非提供免费医疗；四是把握健康帮扶的医疗功能是让患者的一般疾病能看得好、大病和慢性病得到合理的救助、保障水平满足基本医疗需求的标准（图6-2、表6-2）。

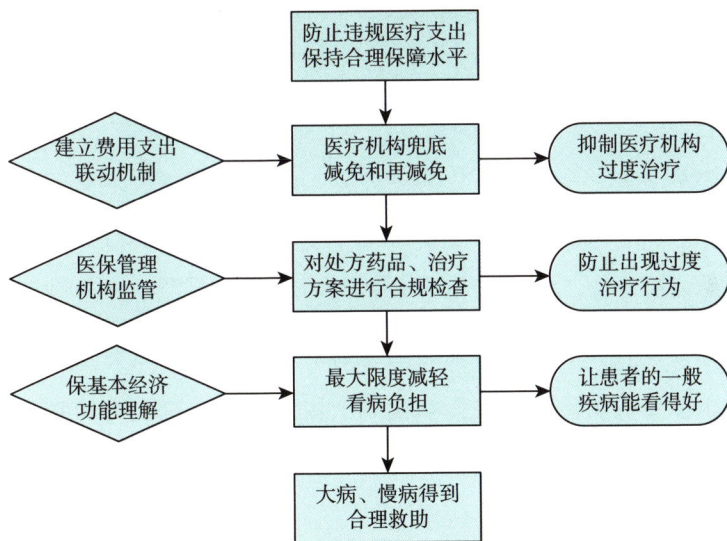

图6-2　防止违规医疗支出举措流程

表6-2　防止违规医疗支出对应政策

编号	政策名称	效力位阶	发文字号	发文时间
1	《国家医疗保障局关于政协十三届全国委员会第四次会议第2844号（医疗体育类152号）提案答复的函》	部门规章	医保函〔2021〕219号	2021.09.30

（续）

编号	政策名称	效力位阶	发文字号	发文时间
2	《国务院办公厅关于健全重特大疾病医疗保险和救助制度的意见》	行政法规	国办发〔2021〕42号	2021.10.28
3	《中共中央办公厅 国务院办公厅印发〈关于进一步完善医疗卫生服务体系的意见〉》	党内法规制度	/	2023.03.23

（三）典型案例

案例 6 - 2：

强化高额医疗费用支出预警监测，防止规模性因病致贫、因病返贫①

（对应举措：防止违规医疗支出，保持合理保障水平）

1. 案例背景

湖北省黄石市在巩固拓展脱贫攻坚成果同乡村振兴有效衔接过渡期内，紧扣"保基本、救大病、托底线"的保障要求，把医疗保障防贫预警监测工作作为重点工作来抓，建立因病返贫、因病致贫主动发现、动态监测和帮扶机制，对存在因病致贫、因病返贫风险人员闭环管理，强化三重保障制度的保障功能，有效织牢医保防返贫、致贫预警防线。

2. 案例内容

第一，监测标准化，实现精准识别。依托医保信息平台建立常态化预警监测机制，对参保高额医疗费用支出患者进行动态监测、及时预警、主动筛查。医保部门将农村低收入人口和稳定脱贫人口当年累计发

---

① 案例来源：黄山市医疗保障局：http://ybj.huangshi.gov.cn/xwzx_70/gzdt/202403/t20240321_1105080.html。

生医疗费用超过当地上年度农村居民人均可支配收入 50％的人员、城乡居民医保普通参保人员当年累计负担医疗费用超过当地上年度农村居民人均可支配收入 100％的人员纳入因病返贫预警范围，每月定期推送给乡村振兴和民政部门，协助进行综合研判和认定困难对象身份。

第二，救助长效化，建强托底保障。对经基本医保、大病保险支付后，政策范围内个人自付医疗费用按规定给予医疗救助；对经基本医保、大病保险、医疗救助报销后政策范围内个人负担仍然较重的给予倾斜救助；对经基本医保、大病保险等支付后新增医疗救助对象身份认定前 12 个月内发生的高额医疗费用按规定进行依申请救助（追溯报销），确保救助及时、精准、全面，保证困难群众最大化享受医疗救助帮扶政策。

3. 案例成效

2023 年，全市医保部门累计推送预警数据 1.05 万余条（其中因病返贫预警数据 0.11 万条、因病致贫预警数据 0.94 万条），因高额医疗费用被纳入医疗救助对象范围的 335 人，全部落实了相应帮扶措施。全市共受理申请救助 708 人（次），医疗救助金额达 921.12 万元。全市共救助 18 万人次、救助支出 9 327 万元（不含资助参保），极大减轻了参保患者困难家庭经济负担，建强夯实了医疗救助托底保障，为全市建立健全防范化解返贫致贫风险长效机制打下了坚实基础。

四、推动医疗资源下沉，提高医疗服务能力

（一）政策背景

当前，中国新型农村合作医疗保障水平仍然不高，部分农村脱贫地区尚不能保证患者完全实现"小病不出村、大病不出县"的求医目标。要切

实缓解群众就医负担，就必须让农村群众能在县乡内解决看病就医问题。巩固农村脱贫攻坚成果，须提高农村基层医疗机构能力和质量，使脱贫地区县、乡、村三级医疗卫生服务体系、设施条件进一步完善，服务能力和可及性进一步提升，城乡、区域间卫生资源配置逐步均衡。

（二）举措内容

一是对照"填平补齐"原则切实提高脱贫不稳定地区县、乡、村医疗卫生标准化水平；二是加强县级医院地方病、传染病专科建设，重点支持乡镇卫生院和村卫生室改善医疗条件；三是完善三级医院对口帮扶长效机制，以重点专科建设和适宜技术带教为重点，全面加强脱贫不稳定地区县、乡远程医疗系统建设和运用；四是组建远程医疗队到村、在线慢病管理到户、移动智能医疗到病的"互联网＋"精准化健康帮扶模式；五是继续实施农村订单定向免费医学生培养、全科医生特岗计划等各类专业人才培养项目，培养一批懂民情、善沟通、会治病的本土化专业人才（图6-3、表6-3）。

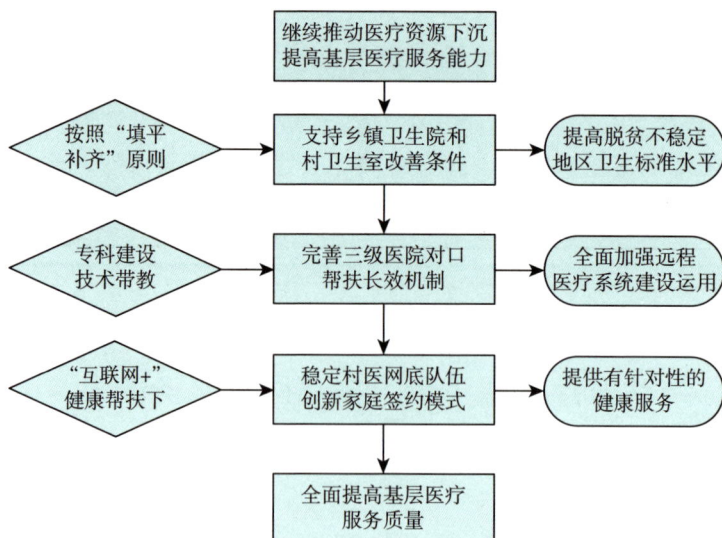

图6-3 推动医疗资源下沉举措流程

表 6-3　继续推动医疗资源下沉对应政策

编号	政策名称	效力位阶	发文字号	发文时间
1	《国家卫生健康委员会关于政协十三届全国委员会第四次会议第 3499 号（医疗体育类 300 号）提案答复的函》	部门规章	/	2021.08.23
2	《国务院办公厅关于印发"十四五"国民健康规划的通知》	行政法规	国办发〔2022〕11 号	2022.04.27
3	《国家卫生健康委员会关于政协第十三届全国委员会第五次会议第 02734 号（医疗卫生类 246 号）提案答复的函》	部门规章	/	2022.09.09

（三）典型案例

案例 6-3：

方山县重心下移资源下沉，多维度
提升基层医疗服务水平①

（对应举措：推动医疗资源下沉，提高医疗服务能力）

1. 案例背景

2019 年以来，山西省方山县坚持脱贫不脱责任、不脱政策、不脱帮扶、不脱监管，顺利通过国务院脱贫摘帽考核验收。在脱贫攻坚期健康扶贫的实施中，拓展延伸健康扶贫政策覆盖范围，扎实开展"三个一批"救治行动，综合考虑财政承受能力，适当扩大救助范围，进一步推进健康扶贫落实到人、精准到病。

---

① 案例来源：国家乡村振兴局：《推广 2022 年度巩固拓展脱贫攻坚成果同乡村振兴有效衔接考核评估典型经验做法》，http://www.chengcheng.gov.cn/ztzl/xczx/1689554270560428033.html；黄河新闻网，吕梁频道，2023-07-06，https://new.qq.com/rain/a/20230706A07ETI00。

2. 案例内容

第一，强筋健骨夯基础。近3年来，该县通过多方整合资金，累计投入4.5亿元，用于新建县人民医院和大武镇卫生院，新增床位400余张。为促进优质医疗供给，方山县实施脊柱微创暨疼痛康复诊疗中心等县域医疗综合服务能力提升项目；推动乡村医疗卫生机构"智慧助医"全覆盖，进一步提升基层医疗服务水平。

第二，健全机制提能力。该县通过订单定向，免费为基层卫生院培养本科医疗技术人才24名、人员74名，招才引智医疗技术人才28名，为医疗卫生事业注入新鲜血液。选派县级医院9名骨干医师任9个分院业务副院长，各带领一支医疗团队在各分院建立专家门诊，开展技术培训、专题讲座等工作，帮助提高基层常见病、多发病的诊疗能力。

第三，一体推进强服务。搭建数据信息"一张网"，汇总整理村民健康大数据，形成以村为单位的人员健康信息小网格，绘制出全县健康安全大数据拼图，做到了百姓健康实时有效监测。实现村民就医"一键通"，村民有就医需求时，只需扫描家庭医生上门服务二维码一键呼叫，就近村医快速响应携包出诊，真正做到"早发现、早治疗"。

第四，远程诊疗提质效。与西京医院、安贞医院等9所三甲医院搭建直通村卫生室的远程诊疗平台，每日免费向村民提供专家远程门诊号100个，日均诊疗率在75%以上，月均为患者节省就医费用26余万元。"行走的医院"项目运行以来，累计远程会诊服务1 957人次，远程心电协诊4 919人次，为患者免除会诊费用近60万元。

3. 案例成效

方山县通过医疗卫生工作重心、资源向基层倾斜，基层医疗基础设施大幅提升，人才培养体系更加完善，综合服务能力持续加强，初步形成下有村镇普筛、中有县级医院检查、上有三甲综合医院会诊的分级诊疗体系，让老百姓在家门口享受到优质且价廉的医疗卫生健康服务。依托"行走的医院"项目，把健康知识和健康服务送进千家万户，真正实现了"小病不出门，常见病不出镇，大病不出县"的目标。

五、拓展健康帮扶边界，重构医保制度体系

（一）政策背景

脱贫攻坚取得决胜后，绝对贫困问题已经基本得到解决，但由于贫困的长期性和因病致贫的不可避免性，加之脱贫后存在潜在返贫风险的人群和处于贫困边缘的相对贫困人口等重点人群还大量存在，解决相对贫困成为健康帮扶面临的新任务。为防止重点人群因病致贫、因病返贫，维护社会公平正义，基于巩固基础上的健康帮扶政策也需要创新和拓展。

（二）举措内容

一是保障建档立卡脱贫人口健康帮扶政策力度不减、待遇不降的同时，适时拓展健康帮扶边界，把健康帮扶工作的边界扩展到重点人群，根据重点人群的特点建立新型帮扶保障制度，防止因罹患重大疾病带来的灾难性卫生支出影响其正常生活；二是对重点人群和可能导致因病致贫、因病返贫的重点疾病进行监测预警，为重点人群构建衔接紧密的多重医疗保

障体系，发挥政策合力全方位降低重点人群的疾病经济负担，防止因病致贫、因病返贫；三是加强整合型医疗服务体系建设，通过家庭保健、疗养院服务、初级和专科的门诊治疗和手术治疗、社会服务、康复、预防保健、健康教育和融资，为重点人群提供或安排整合、连续、均衡的医疗卫生服务保障（图6-4、表6-4）。

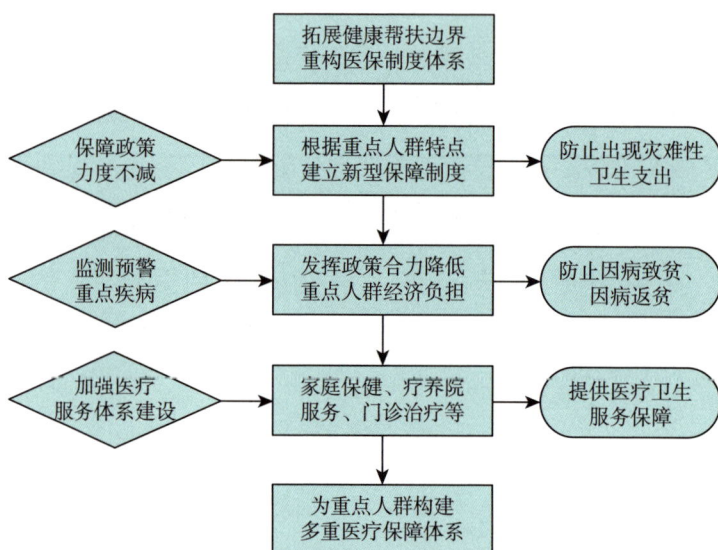

图 6-4　重构医保制度体系举措流程

表 6-4　拓展健康帮扶边界对应政策

编号	政策名称	效力位阶	发文字号	发文时间
1	《国家卫生健康委员会对十三届全国人大四次会议第6831号建议的答复》	部门规章	/	2021.08.20
2	《国务院办公厅关于印发"十四五"国民健康规划的通知》	行政法规	国办发〔2022〕11号	2022.04.27
3	《第十四届全国人民代表大会第一次会议关于2022年国民经济和社会发展计划执行情况与2023年国民经济和社会发展计划的决议》	部门规章	/	2023.03.13

（三）典型案例

案例 6－4：

住房城乡建设部：聚焦健康帮扶，守牢乡村振兴"健康线"①

（对应举措：拓展健康帮扶边界，重构医保制度体系）

1. 案例背景

中国青海省西宁市湟中区地处青藏高原地区，海拔高、氧气含量低，群众心脑血管疾病多发。在住房城乡建设部定点帮扶之初，湟中区医疗资源较为匮乏，医院的医疗设备和总体医疗水平较难满足群众的医疗需求，各类学科的医生也较少有机会与三甲医院的医学专家面对面沟通交流医疗工作，医疗水平较难提升。针对此类情况，住房城乡建设部始终把健康帮扶作为定点帮扶湟中区的一项重要工作，积极协调各方资源，整体提升湟中医疗技术能力和管理水平，助推湟中医疗事业高质量发展。

2. 案例内容

第一，积极组织开展义诊，促进优质医疗服务下沉基层。住房城乡建设部帮扶办公室协调农工党中央社会服务部，连续三年组织上海、北京多家三甲医院的主任医师，到湟中区第一、第二人民医院和镇、村为脱贫群众进行义诊。义诊专家阵容强大，涉及血液科、心血管内科、消化内科、骨科、感染科等学科领域。义诊期间，专家们积极诊断救治患者，特别是在高原病方面对一大批患者进行了救治并给予后期治疗建议，让湟中区老百姓在家门口就能享受到优质的医疗服务，切实提高就医获得感。

---

① 案例来源：中国建设报：http://zjypxzx.com/c/2023－12－14/507013.shtml。

第二，着眼长远把脉问诊，助推湟中医疗事业发展。住房城乡建设部组织医疗专家加强对湟中医疗卫生工作指导，强化人才队伍培训，推动湟中医疗事业发展。组织上海医疗专家通过查房、现场访谈等形式，从各医学领域最前沿的创新成果与科研进展来分析湟中医院接下来亟待解决的问题，与地方政府及医院科室带头人展开对话，为湟中区医院发展"把脉问诊"。

3. 案例成效

诊断和治疗水平持续提升，湟中区积极推动相关建议和意见落实落地，医院整体业务水平迈上新台阶，距离"小病不出乡，大病不出区"的工作目标越来越近。2022 年，湟中区区域就诊率达 94％，公立医院医疗服务收入占比达 38.8％，同比增长 8.9％。随着湟中区第一人民医院"胸痛、卒中"中心投入使用，并完成首例介入心脏冠状动脉造影术和脑血管造影术，湟中区医疗事业进入全新时代，5 大医疗中心已全部建成，医疗学科能力建设不断加强。

六、树立大健康的理念，建立健康长效机制

（一）政策背景

脱贫攻坚阶段健康扶贫政策的着力点主要聚焦于农村贫困人口治病的过程，而着眼于"少生病"的政策措施相对受到忽视。从大健康的角度看，以治病为主的健康扶贫政策是一种事后补偿措施，无法从根本上解决因病致贫、因病返贫问题。事后补偿型政策虽然短期看效果显著，但长期来看则受到老龄化日益严重和医保支付能力瓶颈等多种因素的挑战。随着大健康理念的推行和社会经济发展水平的提高，应该适时优化原有的政策

目标，瞄准"因病致贫、因病返贫"的源头，推进健康帮扶关口前移，把事后补偿型健康扶贫政策提升为大健康理念下的疾病预防型健康帮扶政策，使居民健康素养明显提升，健康乡村建设取得明显成效。

（二）举措内容

一是推动农村地区加快落实"健康中国 2030"战略，树立"大卫生、大健康"的理念，把以治病为中心转变为以人民健康为中心，推进健康帮扶与医疗卫生体制改革，推动贫困地区全民健身和全民健康深度融合，着力打造健康乡村；二是从大卫生、大健康的角度出发，更加重视农村脱贫不稳定地区疾病预防工作，进一步加大脱贫地区公共卫生建设的资金投入，切实改善脱贫地区生产和人居条件；三是要提高农村尤其是脱贫不稳定地区农村居民的健康素养，让农村居民成为自身健康第一责任人，良好的健康素养能够减少卫生资源浪费并提高自身健康水平，过渡时期应通过形式多样的健康教育和健康促进行动提高农村居民健康素养，引导农村居民养成更加健康的生活方式和行为习惯（图 6-5、表 6-5）。

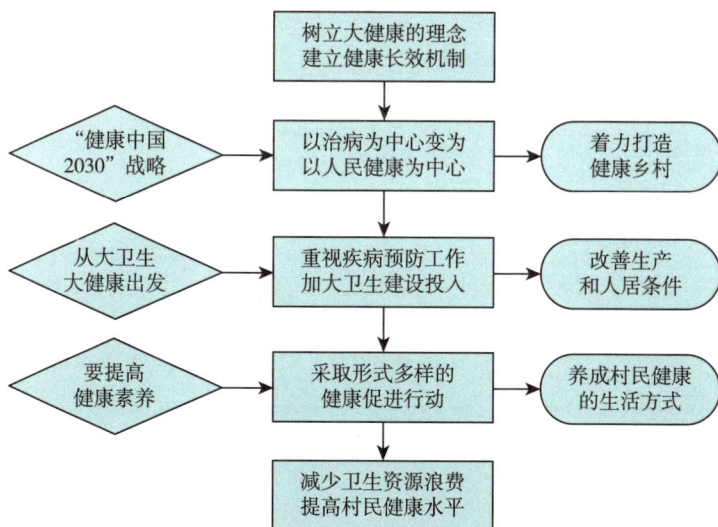

图 6-5　建立健康长效机制举措流程

表 6-5　树立大健康的理念对应政策

编号	政策名称	效力位阶	发文字号	发文时间
1	《国务院办公厅关于印发"十四五"国民健康规划的通知》	行政法规	国办发〔2022〕11 号	2022.04.27
2	《国务院办公厅关于印发深化医药卫生体制改革 2022 年重点工作任务的通知》	行政法规	国办发〔2022〕14 号	2022.05.04

（三）典型案例

案例 6-5：

贵州省居民健康素养水平实现"七连升"①

（对应举措：树立大健康的理念，建立健康长效机制）

1. 案例背景

贵州省卫生健康委发布的 2022 年贵州居民健康素养水平统计数据显示贵州居民健康素养水平为 28.53%，即全省每 100 个人里有超过 28 个人掌握了基本的健康知识和技能。国家卫健委发布的数据显示，2022 年中国居民健康素养水平为 27.78%。也就是说，2022 年贵州居民健康素养水平超出全国平均水平 0.75 个百分点，较贵州省 2021 年提升了 3.81 个百分点。

2. 案例内容

第一，健全科普资源。2023 年贵州省第三届健康科普作品征集大赛向社会征集视频、图文、表演、音频和网络新媒体 5 个类别的健康科普作品 2 380 件，较上年征集数增加了 1 466 件。从 2021 年开始，每年

---

① 案例来源：贵州日报：《共建共享　全民健康：贵州省居民健康素养水平实现"七连升"》，2023-10-30，https://new.qq.com/rain/a/20231030A093CK00。

一次的全省健康科普作品征集大赛，已成为广大医务人员创作优秀科普作品的展示平台，以及丰富全省健康科普资源库的重要渠道。

第二，深化健康县区和健康细胞建设。根据智慧健身理念，智能健身驿站设置了深蹲器、动感单车等 13 件不同类型、不同功能的智能健身器材，通过智能设备可以对使用者的身体健康数据进行收集整理，并直观地反馈给用户。

第三，积极实施健康教育与促进项目。在凯里市舟溪镇的大塘村和情郎村，省疾控中心发挥专业优势，投入帮扶资金，紧扣该区域少数民族人口众多，青壮年外出务工，常住人口以老年人和留守儿童为主的基本状况，制作了苗语版"健康素养 66 条"等健康科普宣传资料。用接地气的健康科普知识宣传，让村民从"听不懂、记不住"变成"听得进、学得会"，促进群众自觉养成健康的生活方式和饮食习惯。

3. 案例成效

截至目前，全省共有 46 个县（区）通过国家级或省级健康县区评估，占全省县（区）总数的 52.27%，提前实现 2025 年全省健康县（市、区）比例达到 50% 以上的目标。同时，清镇市、六盘水市水城区建设经验成功入选全国健康县（区）典型案例，并在全国进行推广。

◎ 第七章　健康扶贫政策经验及启示

一、脱贫攻坚期：构筑全面卫生覆盖体系，有效消减"因病致贫"现象

（一）完善医疗资源布局，推进基本医疗服务均等化

1. 项目背景

随着中国农村的温饱问题基本得到解决，当前贫困状况主要表现为支出型贫困。一方面，农村及贫困家庭由于重大疾病、高等教育费用或突发事件等因素，面临过高的刚性支出，这些支出远超家庭财力，导致他们的生活质量陷入绝对贫困。另一方面，农村贫困人口大多生活在边远山区、深山区、石漠化区等交通闭塞地区，就近"看得上病"，可以让他们患有的疾病得到及时有效医治。在这种背景下，完善医疗资源布局和推进基本医疗服务的均等化显得尤为重要。这不仅有助于减轻因病致贫的压力，而且有助于确保所有公民，特别是低收入群体，都能获得必要的医疗服务。

2. 解决措施

偏远贫困地区基层医疗卫生服务能力不足，导致当地居民无法及时获得基本的医疗服务。为解决这一问题，政府重点采取了一对一帮扶政策、建设基层医疗设施、培养医疗人才等措施，旨在提升偏远贫困地区的基层医疗服务能力，缩小地区差异，实现基本医疗服务均等化。

3. 经验启示

针对生产力低下，卫生资源不足的国家和地区，首先需要明确医疗资

源的均衡布局是保障基本医疗服务均等化的前提。对于贫困地区和偏远地区，通过政策优先供给和资金优先支持，强化县级医院、乡镇卫生院和村卫生室的基础设施建设，实现各级医疗机构的全覆盖，是提升医疗服务可及性的关键。人才是医疗服务能力提升的重要因素，通过培训和远程教育，提高基层医务人员的专业能力和数量，确保每个医疗机构都配备合格的医生，是解决"看不上病"问题的重要举措。同时，多举措并举的政策支持能够有效促进医疗服务的均等化，中央和地方政府应当统筹资源，协调多部门共同推进，从政策、项目、资金等方面提供全面保障，使得医疗服务真正惠及贫困人口和偏远地区居民。创新医疗服务模式，提高服务效率和便捷性，通过创新信用评价和智能化结算，实现了患者"先诊疗后付费"和多渠道医疗费用报销的便捷服务，大大减轻了患者的经济负担和就医压力。

发展中国家可以借鉴这些经验做法，通过加强医疗基础设施建设，提升基层医疗服务能力，合理配置医疗人才，创新服务模式，有效解决"看不上病"的问题，达到推进基本医疗服务的均等化，保障全民健康，助力脱贫攻坚和经济社会发展的目的。

（二）完善医疗保障制度，加大医疗救助力度

1. 项目背景

当前中国正面临着老龄化加剧和医疗技术快速进步的双重趋势，这导致了医疗费用持续高涨，对医保制度的运行造成了较大压力。医疗费用的不断增加，使得低收入人群"得小病不就医、得大病看不起"的困境日益突出。

2. 解决措施

在医疗保障方面，建立基本医疗保险、大病保险、医疗救助、疾病应急救助、商业健康保险等制度的衔接机制，发挥协同互补作用，形成保障

合力，力争对贫困患者做到应治尽治。

3. 经验启示

针对发展中国家解决贫困人口"看不起病"的问题，首先，明确完善的医疗保障制度是解决贫困人口医疗负担的重要基础，通过政府补贴和资助贫困人口参加基本医疗保险，确保贫困人口全覆盖，不仅能减轻他们的经济负担，还能提高医疗服务的可及性。其次，针对贫困人口的医疗需求，实施多层次的医疗保障体系尤为重要，特别是针对大病和慢性病，实行政策倾斜，提高报销比例，降低起付线，确保重病患者能够得到及时有效的治疗。此外，困难群众大病补充保险的建立，为贫困人口有效地提供了额外的医疗费用支持，进一步减轻了医疗费用负担。

这些经验表明，完善的医疗保障制度和强有力的医疗救助措施，是解决贫困人口医疗负担问题的关键。发展中国家可以借鉴这些做法，通过建立多层次的医疗保障体系和加大医疗救助力度，切实减轻贫困人口的医疗负担，提升全民健康水平，促进社会公平和稳定。

（三）开展精准扶贫策略，确保每一分钱花得合理

1. 项目背景

在扶贫事业中，精准扶贫策略的实施是确保资源有效利用、实现共同富裕和改善民生的基本要求。准确识别扶贫对象和精确实施扶贫措施是其中的关键环节，只有科学规划和分类指导，按需采取对症下药的策略，才能确保每一分钱都投入到最需要的地方，实现最大的经济社会效益。精准扶贫要求明确扶持对象、项目安排、资金使用、措施到户，确保全面覆盖、不漏一户、不错一人，实现资金和资源的精准对接，为扶贫事业的顺利推进提供坚实保障。

2. 解决措施

中国政府针对农村贫困人口的患病情况，采取了"大病集中救治一

批、慢病签约服务管理一批、重病兜底保障一批"的精准扶贫策略。这一系列政策旨在为贫困地区大病、慢病、重病患者提供相应的医疗服务和康复治疗，减轻他们的医疗费用负担，保障他们的疾病得到高效诊疗。这一精准扶贫策略切实解决了因病致贫、因病返贫的问题，确保了每一分钱都花得合理，有效解决了"看不好病"的问题。

3. 经验启示

中国政府针对农村贫困人口患病问题采取的精准扶贫策略，为发展中国家提供了宝贵的经验启示，有助于这些国家切实解决"看不好病"的问题。中国政府通过精准识别不同类型贫困人口的健康状况，制定了分类分批的救治方案，这种针对性和精准性的政策设计，有效帮助大病、慢病、重病患者获得专业的医疗服务和康复治疗，显著降低了他们的医疗费用负担。发展中国家可以学习这种因病而异、精准施策的做法，来满足不同贫困群体的健康需求。同样中国政府加大了基层医疗服务能力建设，整合医疗资源，应用信息化手段，让贫困群众实现就近就医。建议发展中国家借鉴这一经验，通过完善基层医疗网络、提高服务质量，提高贫困群众的就医便利性，切实保障他们的基本健康权益。

中国政府在扶贫中注重精准施策、健全医疗保障体系、创新服务模式等举措，有助于发展中国家学习和参考因地制宜、因病而异地制定针对性的政策，解决"看不好病"的问题，促进社会公平正义。

二、成果巩固期：开展疾病防控和健康促进，长效控制地区卫生健康因素

（一）预防与救治并举，显著改善健康环境

1. 项目背景

中国政府立足于解决地方病、传染病和慢性病高发问题，通过综合防

控和多部门协作，全面提升公共卫生水平。项目背景主要针对中国贫困地区尤其是西藏、新疆、凉山州等病症多发区域，应对克山病、大骨节病、艾滋病、结核病及多种慢性病带来的严峻健康挑战。特别是在贫困地区，政府通过加强疾病监测、推广健康教育和科学普及，以及完善基本医疗卫生服务体系，力求降低过早死亡率，提高居民健康水平。这一综合治理策略不仅是应对当前公共卫生难题的必要手段，也是实现"健康中国"战略目标的重要组成部分。

2. 解决措施

中国政府推出健康三年促进行动，以"预防为主"原则，实施针对性健康扶贫措施，深化公共卫生服务，防止因病返贫。针对贫困地区高发的传染病和地方病，如大骨节病、克山病、人畜共患病（布病、棘虫蚴病）、艾滋病和结核病，采取个性化治疗和防控策略。完成氟、砷超标地区的水质改善工程，控制中毒危害。特别在"三区三州"重点区域实行严格防控，显著降低发病率，提升居民健康水平，取得显著成效。

3. 经验启示

针对卫生资源充足的国家和地区，事前干预政策是确保公共卫生安全和促进健康可持续发展的关键。这涉及一系列的公共卫生策略和措施，包括疾病监测、风险评估、健康教育、疫苗接种、环境改善等。疾病监测和流行病学研究是事前干预的基石。通过对疾病发生模式的持续监测，可以早期发现疫情的异常波动，及时启动应对措施。新疆通过全民健康体检和专项筛查，最大限度地发现结核病患者，并采取集中治疗和营养支持的措施，提高了治疗效果。此外，对流行病学数据的深入分析有助于了解疾病的发展趋势和传播机制，从而设计出更加精准有效的预防策略。风险评估是预防工作的重要环节。通过评估不同人群和地区的健康风险，可以优先安排资源，对高风险人群实施针对性的健康干预，如定期体检、疫苗接种和健康咨询等。健康教育是增强公众健康意识和自我保护能力的有效途径。通过学校、社区、媒体等多种渠道普及健康知识，鼓励人们采取健康生活方式，减少不良行为对健康的影响。疫苗接种是防控传染病的重要手段，对于疾病的防控，应该推行全民免疫计划，尤其是对儿童、老人等易感人群进行重点保护。通过群体免疫策略，可以大幅降低疾病的发病率和死亡率。

环境改善对于防病于未然同样至关重要。无论是城市还是农村，保障清洁的饮水、充足的营养、良好的卫生条件和适宜的居住环境，都是预防疾病的基础。政府和社会各界应共同努力，致力于水质和空气质量改善项目，提供垃圾处理和污水处理设施，以及推动健康城市建设，创造有利于健康的生活和工作环境。

（二）推进医疗保障高质量发展，整体提升公共卫生服务水平

1. 项目背景

疾病是导致家庭经济困难和贫困化的重要原因之一。对于农村地区的居民，尤其是妇女和儿童这样的易感群体，因慢性病或严重疾病未能及时治疗而导致经济负担极大。通过提供免费的疾病筛查和早期干预，能有效减少医疗费用，预防出现因病致贫现象。

2. 解决措施

中国政府通过免费筛查乳腺癌和子宫颈癌，提升农村妇女健康水平，并针对贫困地区儿童营养不良和新生儿疾病早期诊断不足的问题，实施专项公共卫生项目，改善儿童营养，减少贫血和发育迟缓的现象。通过新生儿疾病筛查，降低儿童智力障碍和听力损害发生率。政府加强基层医疗卫生机构的作用，广泛开展健康教育和宣传，前移和下沉疾病控制重心，长期解决贫困地区健康问题，防止因病致贫、因病返贫。这些措施不仅提高了农村居民健康水平，构建了坚实的公共卫生防线，还改善了居民生活质

量，减少了疾病带来的经济负担。

3. 经验启示

对于资源充裕的国家和地区，强化公共卫生系统的服务水平是保障民众健康的重要措施。一个健全的公共卫生系统不仅需要提供全面的医疗服务，还应该包含疾病预防、健康教育、环境保护以及公共安全等多方面的卫生健康服务。

在疾病预防方面，公共卫生系统应定期开展疾病筛查和免疫接种计划，尤其是针对儿童、老年人和其他高风险群体。这不仅能及时发现并控制疾病的传播，还能通过预防接种等措施减少疾病的发生率。在健康教育方面，通过学校教育、社区活动和媒体宣传等渠道，普及健康知识和自我保健意识，教育民众如何预防常见疾病和职业病，以及如何养成健康的生活方式和饮食习惯。

在环境保护方面，公共卫生系统应与环境保护部门密切合作，监控和改善居住和工作环境，控制污染物排放，保护水源和食品安全，减少环境因素对人体健康的负面影响。不仅如此，公共安全也是公共卫生系统不可忽视的组成部分。为了实现长效控制地区卫生健康因素，公共卫生系统应建立全面的监测和评估机制，定期分析和预测卫生健康趋势，以便及时调整策略和资源分配。

（三）合作共建医疗联合体，推进医疗合作与公共卫生建设

1. 项目背景

医疗联合体可以通过整合资源，提高医疗服务的效率和质量，特别是通过专科、专病联盟和跨区域合作，增强对重症和传染病等特殊疾病的防控及治疗能力。对公共卫生方面的职能强化，尤其是传染病防控和公共卫生事件应急处理能力方面，是构建政府、市场、社会协同推进的健康扶贫格局的重要一环，可以使基层和偏远地区的患者享受到优质医疗资源，减

少医疗服务地区差异，推进医疗公平。

2. 解决措施

自公共卫生项目启动以来，中国在提高人均基本公共卫生服务经费补助方面取得了显著成效，政府也重视将医疗保障与国家重大区域战略发展相结合，提升了区域医疗保障的整合程度。通过开展国际交流与合作，中国积极分享其医疗保障方案，为构建全球卫生健康共同体贡献了有益的经验和智慧。为了克服医疗保险发展中存在的不平衡和不充分问题，政府推动了全民医保参保计划的全面实施，确保每个人都能得到医保的保障，实现了全覆盖，逐步消除了区域发展的不平衡。同时，政府还推出了统一的医保信息平台和医保待遇清单制度，以加强管理和服务的标准化。除此之外，为了增强医保基金的共济功能，拓展了医保基金的相互支持范围，实现了市级和地级的统筹，建立了持久有效的管理机制，以平衡不同地区的管理和服务能力。这一系列措施共同构筑了一个更加坚固的公共卫生安全网，保障了公民健康权益，促进了国家长远的社会稳定和经济发展。

3. 经验启示

对于资源充裕的国家和地区，应建立一个政府、市场、社会共同参与的健康扶贫体系，集中减轻贫困家庭的医疗支出、降低疾病风险，并提高他们的收入。政策应强化政府主导的医疗保障和救助制度，同时广泛动员社会力量，为贫困家庭提供个性化支持，并通过专门的技能培训、市场机会的创造以及优惠的创业政策，支持健康贫困家庭的收入增长。应不断加强医疗保障体系的普及与完善，确保每个人都能负担得起医疗服务，从而系统性地减少健康不平等。

参 考 文 献

包亮亮，王新旗，张燕，等，2024. 新疆维吾尔自治区南疆地区结核病防治工作实施现状的定性评价：基于扎根理论的质性访谈［J］. 中国防痨杂志，46（2）：151－157.

鲍震宇，王智广，2023. "倾斜性"三重医保政策如何影响低收入人口医疗服务需求：兼论防止规模性因病返贫［J］. 保险研究（12）：97－111.

常进锋，陈呆然，2022. 21 世纪以来中国健康扶贫研究脉络与展望：基于 CiteSpace 的可视化分析［J］. 西南民族大学学报（人文社会科学版），43（3）：230－240.

陈钰晓，赵绍阳，卢历祺，2022. 医保扶贫政策对农村低收入人口医疗服务利用的影响研究［J］. 中国农村观察（6）：122－141.

丁辉侠，张紫薇，2021. 历史制度主义视角下中国健康扶贫政策变迁与动力机制［J］. 中国卫生政策研究，14（5）：28－34.

范逢春，王彪，2021. 健康扶贫政策的历史变迁及演进逻辑：基于历史制度主义的考察［J］. 湖北民族大学学报（哲学社会科学版），39（6）：93－102.

高廉，2022. 健康扶贫视角下巩固拓展农村脱贫攻坚成果的思考［J］. 农业经济（4）：98－99.

国家行政学院编写组，2016. 中国精准脱贫攻坚十讲［M］. 北京：人民出版社.

黄承伟，覃志敏，2018. 精准扶贫精准脱贫方略［M］. 长沙：湖南人民出版社.

贾晋，刘嘉琪，2024. 防止规模性返贫：理论逻辑、关键问题与实现机制［J］. 农业经济问题（3）：128－144.

金苏，姚昕，贾东晨，等，2022. 疫苗国家监管体系评估及其注册和上市许可板块内容的持续更新与完善［J］. 中国生物制品学杂志，35（2）：251－256.

李静，2019. 中国健康扶贫的成效与挑战［J］. 求索（5）：95－103.

李立清，龚君，2020. 农村贫困人口健康问题研究［J］. 湖南社会科学（2）：166－172.

梁晓峰，2022. 中国慢性病防控工作及展望［J］. 中国慢性病预防与控制，30（6）：408－

409.

林函伊,王伟,付朝伟,等,2023. 健康促进工作国际经验与展望［J］. 中国健康教育,
　　39（3）263-267.

林万龙,刘竹君,2021. 变"悬崖效应"为"缓坡效应"? 2020 年后医疗保障扶贫政策的
　　调整探讨［J］. 中国农村经济（4）:53-68.

刘魁,2018. 健康扶贫:加强顶层设计,打响攻坚战役［J］. 中国卫生（8）:18-19.

马晓伟,2020. 以人民为中心. 以健康为根本. 举全系统之力打赢健康扶贫攻坚战［J］.
　　中国卫生（11）:14-17.

汪三贵,刘明月,2019. 健康扶贫的作用机制、实施困境与政策选择［J］. 新疆师范大学
　　学报（哲学社会科学版）,40（3）:82-91,2.

王培安,2016. 全面实施健康扶贫工程［J］. 行政管理改革（4）:36-41.

王森路,刘年强,王新旗,等,2024. 结核病防治"新疆模式"的发展及成效［J］. 中国
　　防痨杂志,46（2）:141-144.

王新旗,依帕尔·艾海提,王森路,等,2022. 新疆结核病防治模式初探及展望［J］. 疾
　　病预防控制通报,37（2）:11-16.

韦艳,李美琪,2021. 乡村振兴视域下健康扶贫战略转型及接续机制研究［J］. 中国特色
　　社会主义研究（2）:56-62.

向国春,黄宵,徐楠,等,2017. 精准健康扶贫对完善全民医保政策的启示［J］. 中国卫
　　生经济,36（8）:16-19.

肖述月,姚诗忆,马忠华,等,2021. 四川省凉山州 4 个重点贫困县 6~24 月龄婴幼儿营
　　养及喂养现状调查［J］. 中国儿童保健杂志,29（2）:138-142.

谢治菊,2022. 健康中国战略下脱贫户健康扶贫质量及其治理［J］. 云南大学学报（社会
　　科学版）,21（3）:85-97.

杨振宇,王烨,王杰,等,2019. 中国妇幼营养改善与健康促进的发展状况［J］. 卫生研
　　究,48（5）:693-699.

郑超,王新军,孙强,2022. 城乡医保统筹政策、健康风险冲击与精准扶贫绩效研究
　　［J］. 公共管理学报,19（1）:146-158,176.

郑继承,2020. 中国健康扶贫的逻辑演进与新时代战略转型研究［J］. 云南社会科学

(5)：149 - 156，189.

庄琦，2022. 始终把人民健康放在优先发展的战略地位：党的十八大以来健康中国行动的

　　成就与经验 [J]. 管理世界，38（7）：24 - 37.

Katherine B，Taubman S，Allen H，et al.，2013. The Oregon Experiment - Effects of

　　Medicaid on Clinical Outcomes [J]. New England Journal of Medicine（368）：1713 -

　　1722.

Taubman S，Allen H，Wright B，Finkelstein A，2014. Medicaid Emergency - Department

　　Use：Evidence from Oregon's Health Insurance Experiment [J]. Science，343（6168）：

　　263 - 268.

图书在版编目（CIP）数据

中国健康扶贫政策与实践 / 中国国际减贫中心编著.
北京：中国农业出版社，2025. 3. --（中国减贫与发
展经验国际分享系列）. -- ISBN 978-7-109-32657-6

Ⅰ. R197.1

中国国家版本馆 CIP 数据核字第 2024Z5X417 号

中国健康扶贫政策与实践

ZHONGGUO JIANKANG FUPIN ZHENGCE YU SHIJIAN

中国农业出版社出版

地址：北京市朝阳区麦子店街 18 号楼

邮编：100125

责任编辑：王秀田

版式设计：杨　婧　责任校对：张雯婷

印刷：中农印务有限公司

版次：2025 年 3 月第 1 版

印次：2025 年 3 月北京第 1 次印刷

发行：新华书店北京发行所

开本：700mm×1000mm　1/16

印张：8.5

字数：115 千字

定价：68.00 元